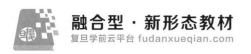

融合型·新形态教材
复旦学前云平台 fudanxueqian.com

婴幼儿托育·早期教育系列教材

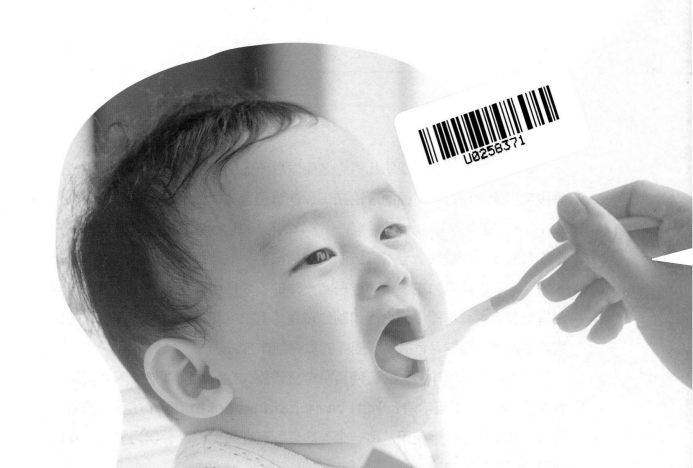

U0258371

婴幼儿饮食与营养

主　编　耿　杰　曹玉梅

副主编　顾媛媛　郑易姝　孙传娟　霍　艺

编　审　赵方毅　程沿彤

编　委　刘世勇　孙东平　吴　琼　赵　焕　李淑华
　　　　宋　杨　李春艳　李新颜　柳　青　陈雅文
　　　　刘天涛　陈　沛

复旦大學 出版社

内容简介

本书围绕0～3岁婴幼儿身心健康发展所需的各种营养元素，提供各月龄段宝宝饮食与营养方面的理论知识、饮食指导和食谱制作方法，分为乳儿段（0～12个月）、托小段（13～24个月）、托大段（25～36个月）三个部分共十一个模块。全书以纸质教材为核心、以互联网为载体、以信息技术为手段、以应用为主线，通过理实一体的模块任务编写形式，将理论与实践有机融合。教材提供的食谱和制作过程均有文字和视频，步骤详尽，视频直观易操作，为学习者提供了便捷的食物制作方法。

本书配套资源丰富，含有两百余个食谱操作视频以及课件、习题答案、教案等，可登录复旦学前云平台（www.fudanxueqian.com）查看、获取。课件、教案仅限教师使用。每一个模块后配有在线测试题，学习者可以及时检验自己的学习情况。

本书适合婴幼儿托育相关专业、早期教育专业、学前教育专业等学生学习，也可以作为婴幼儿家长、托育机构服务人员等照护者的参考用书。

复旦学前云平台
数字化教学支持说明

　　为提高教学服务水平，促进课程立体化建设，复旦大学出版社学前教育分社建设了"复旦学前云平台"，为师生提供丰富的课程配套资源，可通过"电脑端"和"手机端"查看、获取。

【电脑端】

　　电脑端资源包括 PPT 课件、电子教案、习题答案、课程大纲、音频、视频等内容。可登录"复旦学前云平台"www.fudanxueqian.com 浏览、下载。

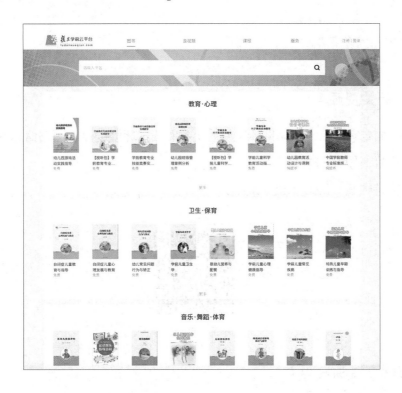

Step 1　登录网站"复旦学前云平台"www.fudanxueqian.com，点击右上角"登录 / 注册"，使用手机号注册。

Step 2　在"搜索"栏输入相关书名，找到该书，点击进入。

Step 3　点击【配套资源】中的"下载"（首次使用需输入教师信息），即可下载。音频、视频内容可通过搜索该书【视听包】在线浏览。

📱【手机端】

PPT课件、音视频、阅读材料：用微信扫描书中二维码即可浏览。

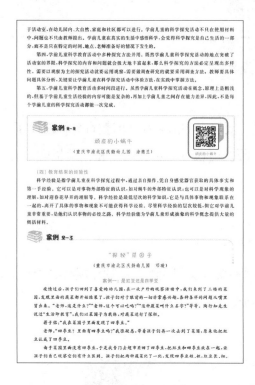

扫码浏览 ➡️

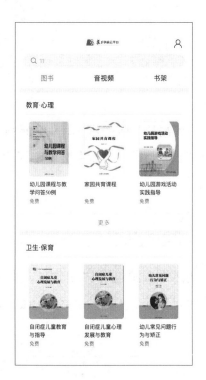

📖【更多相关资源】

更多资源，如专家文章、活动设计案例、绘本阅读、环境创设、图书信息等，可关注"幼师宝"微信公众号，搜索、查阅。

平台技术支持热线：029-68518879。

"幼师宝"微信公众号

✏️【本书配套资源说明】

1. 刮开书后封底二维码的遮盖涂层。

2. 使用手机微信扫描二维码，根据提示注册登录后，完成本书配套在线资源激活。

3. 本书配套的资源可以在手机端使用，也可以在电脑端用刮码激活时绑定的手机号登录使用。

4. 如您的身份是教师，需要对学生使用本书的配套资料情况进行后台数据查看、监督学生学习情况，我们提供配套教师端服务，有需要的老师请登录复旦学前云平台官方网址：www.fudanxueqian.com，进入"教师监控端申请入口"提交相关资料后申请开通。

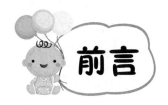

前言

　　儿童是人类社会可持续发展的宝贵资源，儿童的营养问题受到大家的普遍关注。《中国0～6岁儿童营养发展报告》指出，生命早期1 000天是指从女性怀孕的胎儿期（280天）到宝宝出生之后的2岁（720天），这1 000天是决定儿童一生营养与健康状况的关键时期，被世界卫生组织定义为一个人生长发育的"机遇窗口期"。生命早期1 000天的良好营养，是胚胎和婴幼儿体格生长和脑发育的基础。适宜的营养和恰当的喂养不仅关系到婴幼儿当前的生长发育，也关系到其长期健康发展。因此，采取积极的干预措施，可以改善儿童营养状况，提高儿童健康水平，有利于国家的未来发展，也有助于我们从人口大国建设为人力资源强国，有效实现人的全面发展。

　　然而，在儿童营养方面，我们还存在着不容忽视的问题。2019年10月16日联合国儿童基金会在北京发布的《2019年世界儿童状况：儿童、食物与营养》报告首次提出了营养不足的三重负担，相较之前的"营养不良"和"过度肥胖"的"双重"负担，又增加了因缺乏必需营养素而引起的"隐性饥饿"。隐性饥饿是指儿童在成长过程中缺乏必需的维生素和矿物质，从而导致儿童在成长的各个阶段缺乏活力。由于隐性饥饿经常被忽视，发现时通常已错过补救时机，因此这一问题带来的沉重代价更为隐蔽。联合国儿童基金会根据最新数据估算，5岁以下儿童中，几乎每两个人中就有一人遭受着因微量营养素不足而引起的隐性饥饿。而且，婴幼儿期的营养不良导致的危害是不可逆的，它可能导致儿童生长和认知发育迟缓，影响智力潜能的发挥，降低学习能力和成年后的劳动生产能力，增加成年后患肥胖、高血压、冠心病和糖尿病等诸多慢性疾病的风险。

　　随着一系列营养计划和营养指南的发布和实施，目前我国城乡儿童青少年的营养状况都有了明显的改善，生长发育水平稳步提高，贫血和营养不良率也呈现下降趋势，但中国儿童仍然存在着不容忽视的营养不良问题。我国儿童营养不良的主要原因是膳食营养不均衡，其中包括父母对孩子的喂养方式、学校的午餐供给、垃圾食品的摄入等因素多方面限制了儿童营养的均衡摄入。因此对儿童尤其是0～3岁婴幼儿的营养与饮食进行指导非常重要。

　　一、教材特色

　　本教材面向婴幼儿托育相关专业、早教专业、学前教育专业等学生，以及托育服务机构人员、婴幼儿家长等相关群体，围绕0～3岁婴幼儿身心健康发展所需的各种营养元素，提供饮食与营养方面的理论知识、饮食指导和食谱制作方法。以应用为主线，将理论与实践有机融合。教

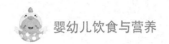

材重视服务对象的使用体验，所提供的食谱制作过程均有文字和视频，步骤详尽，视频直观易操作，为相关专业的学生、机构和家庭提供了非常便捷的食物制作方法。

全书以纸质教材为核心、以互联网为载体、以信息技术为手段，内容架构合理、清晰易懂、富有新意。通过理实一体的模块任务编写和独具匠心的在线做题，将0～3岁婴幼儿饮食与营养的知识体系以范例图解、数字化资源的方式植入教材，满足读者的知识需要和视觉体验，形成了新形态一体化的教材资源优势，为读者理论与实操的有机结合提供了有效保障。

二、内容设置

本教材分为三个部分：乳儿段（0～12个月）、托小段（13～24个月）、托大段（25～36个月），每部分以国家卫生健康委组织制定的《托育机构设置标准（试行）》第十九条托育机构一般设置月龄段为划分依据，同时，参考国家卫生健康委办公厅印发的《托育机构婴幼儿喂养与营养指南（试行）》和国家卫生部发布的《中国0～6岁儿童营养发展报告（2012）》，在乳儿段向前延伸至出生到6个月。

第一部分为乳儿段。0～12月龄是宝宝身体生长发育最快速的阶段，每隔1个月宝宝的营养状况和身体发育情况都会不一样，因此该部分按月细分介绍宝宝每月的营养状况和喂养指导。从4月龄开始到6月龄，婴儿会进入新的阶段，除了母乳和配方奶以外，开始接触辅食，所以6月龄后可以合理安排婴儿的膳食。

第二部分为托小段。幼儿满1周岁了，此时的饮食安排除了奶制品以外，可以安排一日三餐两点的辅食。因为这个阶段宝宝的生长发育开始放缓，每个月宝宝的营养情况变化并不明显，所以该部分以3个月为一个阶段分析宝宝的饮食与营养状况。

第三部分为托大段。进入托幼阶段的宝宝，生长发育情况和身体变化进一步放缓，每个月宝宝的饮食变化情况和营养需求情况变化更不明显，因此，该部分以6个月为一个周期来分析幼儿营养要点，调整饮食安排。

三、编写团队

本书由黑龙江幼儿师范高等专科学校早期教育与特殊教育系主任耿杰和牡丹江市江南教育幼儿园园长曹玉梅主编，悠孕优养董事长赵方毅和黑龙江幼儿师范高等专科学校早期教育与特殊教育学系教授程沿彤编审。

副主编为黑龙江幼儿师范高等专科学校教师顾媛媛、郑易姝、孙传娟、霍艺。其中，顾媛媛编写了本书模块一至模块四，郑易姝编写了本书模块五，孙传娟编写了本书模块六和模块七，霍艺编写了本书模块八和模块九。牡丹江市幼教中心园长赵焕，中心主任邱爽、潘伟，教师牛焕焕进行资料整理并实施验证。牡丹江市江南教育幼儿园园长曹玉梅编写了本书模块十一并进行了全书统稿，教师李新颜、王敏、乔雪琪、张蕾、张颖、胡海静、刘莉、吕德旭、宋旸进行资料整理并实施验证。牡丹江市教育教学研究院王玲编写了本书模块十。

媒体技术部分由刘世勇和邵德春负责，孙东平、齐智江、朴晓琳、张越、陈巍、黎黎、车轶参与整理。图片部分由黑龙江林业职业技术学院宋杨负责，冯妍妍、郝兵兵、程沿彤、钟灵毓秀、吴琼、付琴、刘芳池、顿莉莉、李淑华、陈静、李婷参与整理。

全书由耿杰统稿。在策划、撰写和编辑的过程中，我们特别感谢悠孕优养儿童自然食补营养健康专家团诸多专家学者的关心和指导，他们为本教材提供了专业丰富的内容图片与操作视频。我们还得到了婴幼儿家庭、托育机构、早教机构、幼儿园领导和一线教师的大力支持，他们对本书活动进行了全面的实施与验证，并针对个别活动进行了适宜的修改，在此一并表示感谢。名单如下：

牡丹江市教育实验幼儿园教师刘帅，牡丹江市教育第三幼儿园教师嵇长茎，牡丹江市教育第六幼儿园园长李春艳，教师孔萌、王利滢、斑比早教托育中心李慧慧、倪鲵、李思达、薛晓东、贾月娇，牡丹江市青少年宫教师刘星杭，云南大学滇池学院教师柳青，牡丹江市第十六中学教师陈雅文，五九七农场幼儿园教师付琴，大庆市杜尔伯特蒙古族自治县蒙古族中心幼儿园教师郝兵兵，湖北省武汉市华中农业大学学生韩彦琪，黑龙江大学哲学专业学生贾瑷萌，黑龙江幼儿师范高等专科学校大学生创业团队成员张金鑫、朱湘宇、高芯宇、雷婧、姜雨欣、刘峻池、田雪、郝常秀、秦爽、刘狄、付才帅。

本教材由黑龙江省高水平专业群婴幼儿托育专业群（黑龙江幼儿师范高等专科学校）建设，旨在推进校企合作，深化产教融合，提升行业单位整体层次，构建"UGE"协同育人机制。本教材是全国教育科学"十三五"规划2018年度单位资助教育部规划课题"政府主导的早教社会服务体系建设研究"（课题批准号FHB180572）、校级课题"校企合作模式下0～3岁婴幼儿饮食与营养体系的构建与实践研究"成果之一。

由于编写组对课程理论认识程度有限，加之该课程内容在教学实践中试用时间短，因此难免出现错漏和不当之处，恳请读者批评指正，多提宝贵意见。谢谢！

编　者

目 录

87 第二部分
托小段（13～24个月）

模块八　19～21月龄宝宝的饮食与营养　112

第一部分

乳儿段
（0～12个月）

我国每年约有上千万名新生儿诞生，他们是祖国的未来、民族的希望，他们的健康素质决定着国家未来的综合竞争力，是我国实现全面发展、从人口大国转变为人力资源强国的关键。

儿童终身的营养与健康状况受儿童早期营养情况的影响较大。0～12个月龄段是儿童最早期的发展阶段，此阶段的婴儿成长较快，他们的饮食以母乳为主，辅以食物养育，因此合理的饮食与营养有利于保障婴儿骨骼健壮、快速成长，对其今后一生的健康发展至关重要。

本部分主要从新生儿、1～3月龄、4～6月龄、7～9月龄、10～12月龄这五个阶段入手，详细专业地介绍了各个年龄阶段的营养需求、饮食特点，同时图文并茂地呈现了膳食安排与制作，为新手妈妈、乳儿抚育工作者创设科学合理的乳儿饮食提供了全面的支持。

新生儿和1～3月龄的宝宝以纯母乳喂养或配方奶喂养为主，不涉及较复杂的辅食安排，所以本部分中每个月龄分别阐述婴儿的营养需求和喂养指导。从4月龄开始到6月龄，每个宝宝需根据自身情况安排具体从哪个月龄开始添加辅食，所以从6月龄开始，每个月龄分别从营养需求、饮食指导、膳食安排三个方面来阐述当月龄宝宝的营养情况。

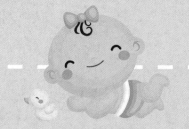

模块一
新生儿的饮食与营养

模块导读

新生儿出生后，身体柔弱，急需易消化、营养充沛的食物促进骨骼和身体的成长。母乳是母亲给予孩子的最理想食物，它保证了食物与营养的均衡性，有助于增强新生儿免疫力，抵抗疾病，促进其大脑和智力健康发育，建立母婴情感的纽带，满足宝宝对食物、关爱的需求。国家卫健委发布《关于印发母乳喂养促进行动计划（2021—2025年）的通知》指出，全国6个月内婴幼儿纯母乳喂养率要达到50%以上。

本模块科学地介绍了新生儿的营养标准、营养需求，从母乳喂养、人工喂养阐述新生儿的喂养特点，助力新生儿健康成长。

学习目标

1. 掌握新生儿的营养标准和特殊的营养需求。
2. 能根据新生儿的喂养特点和喂养原则进行科学喂养指导。
3. 树立对新生儿饮食与营养的重视意识，爱护新生儿。

内容结构

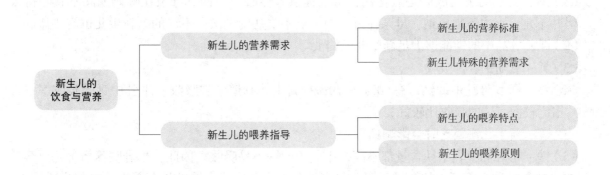

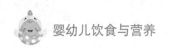

任务一　新生儿的营养需求

新生儿的营养不仅可以帮助其补充身体所需的营养物质，增强自身免疫力和抗病能力，更重要的是可以维持新生儿的生命体征。

一、新生儿的营养标准

营养的摄入关系到新生儿的生长发育及其体质发展，因此至关重要。为了保证新生儿营养的供给，减少或避免新生儿生理性体重减轻，应注意以下新生儿各类营养标准。

1. 蛋白质

足月儿每日每千克体重约需2～3克蛋白质。

2. 脂肪

新生儿每天总需要的脂肪量为9～17克/100卡热。母乳中不饱和脂肪酸占51%，其中的75%可被吸收，而牛乳中未饱和脂肪酸仅占34%。亚麻脂酸和花生四烯酸是必需脂肪酸，亚麻脂酸缺乏时新生儿会出现皮疹和生长迟缓，花生四烯酸可促进下丘脑合成促甲状腺激素，从而释放体内激素，也可以刺激垂体释放生长激素，有利于婴儿的生长发育。

3. 氨基酸

新生儿每天必须足够地摄入9种必需的氨基酸：赖氨酸、组氨酸、亮氨酸、异亮氨酸、缬氨酸、甲硫氨酸、苯丙氨酸、苏氨酸、色氨酸。

4. 热能

足月儿生后第一周，每日每千克体重约需250～335千焦热量；生后第二周，每日每千克体重约需335～420千焦热量；生后第三周及以上，每日每千克体重约需要420～500千焦热量。

5. 糖

足月儿每天需糖17～34克/100卡热。母乳中的糖全为乳糖，而牛乳中的糖，乳糖约占一半。

6. 矿物质、宏量元素及微量元素

（1）钠：食盐的主要成分是氯化钠，可以提供人体必需的钠。母亲在喂奶期间不宜吃得太咸，但并不是一点也不需要钠。母亲在月子中一点不吃盐的做法是不对的，新生儿也需要盐。

（2）钾：乳品中的钾能够满足新生儿的需要。

（3）氯：氯随钠、钾吸收。

（4）钙、磷：母乳中的钙，有50%～70%在新生儿肠道中被吸收；牛乳中钙的吸收率仅为20%。相比较而言磷的吸收比较好，不易缺乏。

（5）镁：新生儿镁缺乏时会影响钙平衡。

（6）铁：母乳和牛乳中铁含量都不高，牛乳中的铁不易吸收。因此，牛乳喂养新生儿更容易缺乏铁。铁是一种必不可少的微量元素，具有重要的生理功能。缺铁是营养性贫血的主要原因，可影响婴儿的智力和运动神经的发育，甚至引起不可逆的损害。

（7）锌：新生儿期极少发生血锌缺乏症，一般不需要额外补充。偶尔发生在2～4个月婴儿中，缺锌的临床表现为食欲不振、皮肤和黏膜损伤伴继发感染、生长迟缓、机体抵抗力降低。因此，不要以发锌量来衡量新生儿的血锌情况。目前医院采用的查锌方法分为两种，其一是用头发进行化验，叫作发锌；另一种通过采血化验，叫作血锌。但是发锌低不能代表血锌也低，应以血锌为准。

二、新生儿特殊的营养需求

新生儿要注意维生素的缺乏，健康孕妇分娩的新生儿很少缺乏维生素，因此不需要额外补充。如果准妈妈妊娠期维生素摄入严重不足，胎盘功能低下并早产，新生儿可能缺乏维生素K、维生素D和维生素E。

维生素K：维生素K缺乏，可引起新生儿自发出血症或晚发性V-K缺乏出血症。尤其是纯母乳喂养儿，发生的概率比较大。因此，常规上给出生后的新生儿肌注V-K1 1.0毫克，可以起预防作用。早产儿肠道菌种成长较晚，肝功能发育不成熟，容易出现V-K缺乏，应每日补充维生素K1毫克，连续补充3次。

维生素D：虽然新生儿出生时储存一定量的维生素D，但由于不能够在室外接受足够的阳光，又不能经食物摄入，婴儿期可出现维生素D缺乏性婴儿手足搐搦症和幼儿期佝偻病。应该从出生后半个月开始，补充维生素D，每日400 IU。

维生素E：早产儿需要补充，每日30毫克。

任务二　新生儿的喂养指导

掌握新生儿的喂养方式，进行合理喂养可使新生机体得到所需营养的补充，有助于新生儿健康成长，为其一生的健康奠定基础。

一、新生儿的喂养特点

1. 母乳喂养

用母乳喂养新生儿，喂奶时间不固定，一般每隔三个半小时左右喂一次，每次喂15分钟左右；初乳非常珍贵，应让新生儿尽量多次吸吮。母乳（尤其初乳）是新生儿的最佳天然营养品。

2. 母乳喂养方法

母乳喂养能满足宝宝成长所需要的多种营养成分，同时有助于提高宝宝的免疫力，是现在首推的喂养方式。对于新手妈妈来说，母乳喂养需要掌握以下四点。

（1）喂养方法：把一只手的拇指和其余四指分别放在乳房的上、下方，并把乳房托起成直锥形，母婴必须紧密相贴，头与双肩朝向乳房。妈妈哺乳过程中一定要放轻松，身体略向前倾，用手掌根部托起婴儿颈背部，四指支撑婴儿头部。

（2）喂养时间：产后哺初乳既能让婴儿开始习惯吸吮，又能提高宝宝免疫力。初乳中含有免疫球蛋白以及多种营养成分，对宝宝来说是非常好的食物。建议新手妈妈产后半小时左右开始哺乳。

（3）喂养次数：新生儿出生后开始哺乳，一般都是按需要进行，不能定时。婴儿出生后的4～8天最需频繁哺乳以促使母乳量迅速增多。嗜睡或安静的婴儿，母亲应该在白天给予频繁哺乳，以满足其生长需求。

（4）喂养安全：绝大部分婴儿都会在夜间哭闹，可能是在表达饥饿。母亲夜间哺乳时要注

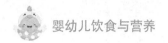

意，不要一边让宝宝喝奶，一边自己睡觉，因为这样很有可能会压到宝宝，导致宝宝窒息。所以，夜间哺乳时一定要注意喂养安全。

3.人工喂养

婴儿配方奶粉又称为母乳化奶粉，是以牛乳、其他动物乳或其他动植物成分为基本成分，适当添加营养素，可供给婴儿生长与发育所需营养的一种人工食品。在不能得到母乳的情况下，应采用经卫生部门许可出售的奶粉或配方奶粉，按指定食用方法喂养婴儿。每天喂6～7次，每4小时左右喂一次。由于牛奶中含有过多的钠、钾等矿物质，会加重婴儿的肾负荷；牛奶中的蛋白以乳酪蛋白为主，不利于婴儿消化吸收。因此如果是采用人工喂养的方式，妈妈们应该使用婴儿配方奶粉而不是牛奶。

胃肠道功能发育正常的足月新生儿只需要普通配方乳即可；反复腹泻的宝宝需要免乳糖配方乳喂养，低敏奶粉则是过敏宝宝的首选。此外，新生儿对量的耐受性优于对质的耐受性，所以要改变奶方时，应递减原奶粉，同时递增新奶粉，千万不可突然更改。

4.人工喂养方法

对于纯奶粉喂养或者是混合喂养的新生儿，父母首先要选择最好、最合适的婴儿奶粉，其次要注意正确的冲奶粉以及喂养的方式。

（1）正确冲调奶粉：冲泡奶粉应该选择冷却至40～50摄氏度的白开水，水温过高容易破坏婴儿奶粉中的成分，影响宝宝吸收；在给宝宝冲奶时，一定要严格按照包装上标明的配比。

（2）喂养规律：奶粉喂养的规律与母乳喂养的规律基本相同，刚开始时应该按需喂养，每次吸吮的时间以15～20分钟为宜，但应该根据宝宝的实际需求判断。随后再逐步建立定时、定量喂奶的规律。

（3）喂养人：对于新生儿的人工喂养，最好是由母亲来喂，这样能增加母亲与孩子之间的接触和情感交流，有利于宝宝的心理健康发育和发展。

二、新生儿的喂养原则

很多妈妈对于在条件限制的情况下是否应该进行母乳喂养犹豫不决，但是必须根据自身、新生儿及其他家庭成员的情况作出适当的选择。最开始新生儿可能每两三个小时就要喂一次，这是由于大多数新生儿每次只能喝90～120毫升，有些甚至更少。新生儿夜间喝奶的次数较多，当新生儿白天喝奶较多时，夜间喝奶的次数会减少。但总的来说，新生儿满1个月之后才会渐渐减少夜间喝奶的次数。

只要母乳充足，可以让宝宝自己来决定喝奶的次数和时间。如果宝宝睡得正香，即使喂奶的时间到了，也不能强迫他醒来喝奶。如果新生儿出生时体重很轻，则需要增加夜间喂奶的次数和时间来增加体重。出生后的3～5天内几乎所有新生儿的体重都会减少220～340克，属于正常现象。

如果新生儿每天至少尿湿6次尿片，就证明他吃得足够多了。按照标准，新生儿每天需要的热量为250～335千焦/千克体重。标准配方奶粉和母乳每升约含有670焦的热量。母乳喂养和人工喂养的宝宝都是一样的，营养摄入足够的话，体重也会稳定地增长。

模块小结

新生儿在出生后因营养缺乏或喂养不当导致患病的几率较高，因此无论是新手妈妈还是其他照料者都需要具备初步识别常见的营养缺乏或喂养不当及有效应对的能力。本模块主要阐述了新生儿的营养标准、营养需求，以及如何科学母乳喂养、人工喂养及新生儿的喂养原则。

思考与练习

一、选择题

（一）单项选择题

1. 佝偻病是因为婴幼儿缺乏（　　）。
   A. 维生素C　　　　B. 维生素D　　　　C. 维生素E　　　　D. 维生素K　　　　E. 维生素B

2. 新生儿每天需要（　　）热量。
   A. 100焦/千克　　B. 105焦/千克　　C. 110焦/千克　　D. 115焦/千克　　E. 120焦/千克

3. 冲泡奶粉的温度应该选择的温度区间是（　　）℃。
   A. 30～40　　　　B. 40～50　　　　C. 50～60　　　　D. 60～70　　　　E. 37～42

4. 奶粉喂养时，宝宝每次吮吸的时长以（　　）分钟为宜。
   A. 5～10　　　　B. 10～15　　　　C. 15～20　　　　D. 20～25　　　　E. 25～30

5. 新生儿的人工喂养最好由（　　）来进行。
   A. 爸爸　　　　　B. 妈妈　　　　　C. 育婴师　　　　D. 爷爷　　　　　E. 奶奶

（二）多项选择题

1. 新生儿除了要摄入钠、钾、钙、镁、磷等矿物质外，还需要摄入（　　）。
   A. 氯　　　　　　B. 铁　　　　　　C. 锌　　　　　　D. 碘　　　　　　E. 氧

2. 准妈妈妊娠期维生素摄入严重不足，胎盘功能低下并早产，新生儿可能缺乏（　　）。
   A. 维生素B　　　B. 维生素C　　　C. 维生素D　　　D. 维生素E　　　E. 叶酸

3. 婴幼儿必需的氨基酸中除了赖氨酸、组氨酸、亮氨酸、异亮氨酸外还有（　　）。
   A. 缬氨酸　　　　B. 甲硫氨酸　　　C. 苯丙氨酸　　　D. 苏氨酸　　　　E. 色氨酸

4. 婴儿配方奶粉又称为母乳化奶粉，是以（　　）为基本成分组成的。
   A. 牛乳　　　　　B. 其他动物乳　　C. 其他植物成分　D. 营养素　　　　E. 生长素

5. 在不能得到母乳的情况下，应采用（　　）喂养幼儿。
   A. 鲜牛奶　　　　B. 经卫生部门许可出售的奶粉　　　C. 配方奶粉
   D. 米糊　　　　　E. 米汤

二、判断题

1. 婴儿配方奶粉又叫复合奶粉。　　　　　　　　　　　　　　　　　　（　　）
2. 早产儿需补充每日50毫克的维生素E。　　　　　　　　　　　　　　（　　）
3. 出现维生素K缺乏应该每日补充维生素K 1毫克。　　　　　　　　　（　　）
4. 初乳十分珍贵，应该让幼儿多次吸吮。　　　　　　　　　　　　　　（　　）
5. 冲泡奶粉应采用沸水冲泡。　　　　　　　　　　　　　　　　　　　（　　）

三、简答题

1. 有人说，要为新生儿制定严格的喂奶时间，到时间了必须喝奶。以上说法是否正确？请说明理由。
2. 婴幼儿饮用配方奶粉时，是否可以使用与体温相近的水冲泡奶粉？为什么？

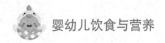

四、实训任务

小蓝是一位新手妈妈，由于新手爸爸小明出差，她被宝宝的哭闹声吵得连觉都睡不好。有一天夜里，小蓝实在是太困了，实在没忍住，就边喂奶边自己睡着了。

（1）小蓝的做法是否正确？

（2）小蓝的做法可能会带来什么后果？

模块二
1～3月龄宝宝的饮食与营养

进入1～3月龄的宝宝身体成长的速度很快，最容易缺乏维生素D，因为母乳中的维生素D含量很低，宝宝进入1月龄就必须要开始补充维生素D。一方面，家长可以带宝宝到户外活动，使宝宝的皮肤经常接触紫外线；另一方面，可以给宝宝口服维生素D滴剂或者是维生素AD滴剂。这个阶段宝宝的消化道尚未健全，宝宝每日所需营养均来自母乳，所以作为母亲，要多注意自己的营养，如食用海鱼、瘦肉、鸡蛋等优质蛋白，并摄取足够的维生素来确保乳汁的营养平衡。

本模块主要介绍1～3月龄宝宝的营养需求、原则和饮食特点，了解相关内容有利于家长和照护者更好地进行科学喂养。

学习目标

1. 掌握1～3月龄宝宝的营养特点和营养需求。
2. 能根据1～3月龄宝宝的喂养特点和喂养原则进行科学喂养指导。
3. 提高对1～3月龄宝宝饮食与营养的重视，爱护1～3月龄宝宝。

内容结构

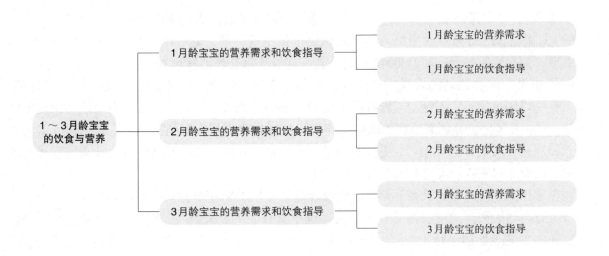

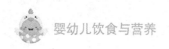

任务一　　1月龄宝宝的营养需求和饮食指导

1月龄宝宝良好的营养，是体格和智力发育的基础，是一生健康、远离慢性疾病的保证，因此对1月龄宝宝的科学喂养极为重要。

一、1月龄宝宝的营养需求

1. 1月龄宝宝的营养特点

（1）母乳喂养。如果母亲的乳汁十分充裕，最好是母乳喂养并按需哺乳。母乳喂养的宝宝每周体重会增加150克左右。如果母乳充足，喂养方法正确，宝宝吃饱后就会安静入睡；如果哭闹，应先查明原因，不要盲目喂奶。

宝宝不只是饿才哭，哭是他们表达不适的方式，是本能的情绪反应。如宝宝感到不适、饥饿、口渴、纸尿裤湿了、太冷太热、疼痛、生病等都会哭闹，不能一哭就喂奶。宝宝若是饥饿性哭闹，母亲可以用手触摸小儿面颊或口唇，会有觅食反应。如喂奶后仍然反复哭闹不安，或有其他异常表现，要判断宝宝是否生病了，必要时应去医院就诊。

（2）人工喂养。初生的宝宝每次要喂奶30～60毫升，一天6～8次。随着新生儿生长天数的增加，每次给宝宝的喂奶量要增加到60～90毫升，喂的次数逐渐减少。但是这种数据仅供参考，如果宝宝闹着要进食，还是要给他喂奶，直到宝宝吃饱。人工喂养的宝宝在喂两次奶之间最好喂一次水，量不宜太多，不要影响到宝宝的喝奶量。

（3）混合喂养。混合喂养即补授法，是指先母乳，接着补喂一定量的配方奶粉，适用于6个月以内的宝宝。其特点是，让宝宝先吸吮母乳，使妈妈乳房按时受到刺激，保持乳汁的分泌，每次喂母乳不足时再用配方奶粉或代乳品补足不够的量。

每天一定要让混合喂养的宝宝定时吸吮母乳，补充的奶量及食物要充足，并且要注意卫生。同时还应注意以下3点：

① 不管母亲是否奶水充足，每次哺喂时，要以母乳为主。

② 混合喂养的奶粉要严格按照奶粉包装上的说明为宝宝调制，不要随意增减量或者浓度。

③ 混合喂养的宝宝，应该在两餐之间适当地补充水。

2. 1月龄宝宝的特殊营养需求

一般来说，1月龄的宝宝不太可能缺钙，每天喝奶量足够的话也不需要特别补充钙质。人工喂养的1月龄宝宝，如果饮食中摄入的钙量达到了供给量标准，就可以不补钙。纯母乳喂养的1月龄宝宝，如果宝宝每天吃够1000毫升的母乳，且母乳每升含钙量达300毫克也可以不用补钙。

但是如果宝宝有缺钙的表现，如夜惊、烦躁、多汗、喉鸣等，还是应该及时给宝宝补钙。另外，有些妈妈可能奶水不足，或者有些宝宝对于钙的吸收效果不太好，还是有可能会出现缺钙的症状。给1月龄宝宝补钙需要格外谨慎，建议父母最好可以带宝宝到医院做一个微量元素检查确诊，如缺钙可按医师指导用药，并定期复查。1月龄宝宝的母亲也可以通过食补来增加母乳的含钙量，从而通过喂养让宝宝补充足够的钙质。

在宝宝出生一个月后，就要开始预防佝偻病的发生。补钙需要注意以下两点：

（1）适当晒太阳。让皮肤接受日照是人体维生素D的主要来源，光线中的紫外线照射皮肤，会使皮肤中7-脱氢胆固醇转化为维生素D，想要钙质吸收得好，就必须要有足够的维生素D。因为1月龄的宝宝还太小，所以不能直接到室外晒太阳，可以在室内晒太阳，建议不要隔玻璃窗、纱窗，以免减少紫外线的透入，最好是在阳光斜射时打开窗子给婴儿晒太阳，每天晒1～2次，每次5～10分钟即可。

（2）补充鱼肝油或AD滴剂。人工喂养的宝宝的吸收一般都没有母乳喂养的宝宝好，所以需要及时补钙，出生半个月左右宝宝可以开始食用鱼肝油或AD滴剂，以促进钙吸收，但是要注意不要过量，从每天1滴逐渐增加到每天5～6滴即可。

二、1月龄宝宝的饮食指导

1.1月龄宝宝的喂养特点

不要刻意强调1月龄的宝宝该吃多少、该怎么吃。1月龄的宝宝只要按需哺乳，饿了就吃，吃饱就睡，只要精神好、排便正常、发育正常，即使比其他宝宝吃得少也没有关系，不需要刻意追求喝奶量。建议父母根据宝宝的胃口情况来不断调整，适量多餐，预防吐奶。

如何判断宝宝是否吃饱呢？仅从宝宝喝奶时间的长短来判断宝宝是否吃饱是不正确的。因为有的宝宝在吸空乳汁后还会继续吮吸10分钟或更长时间，还有的宝宝只是喜欢吮吸着玩。仅从宝宝的啼哭也无法准确地判断他是否饥饿，因为宝宝常会因其他的原因而啼哭。

如果宝宝是奶粉喂养就很容易判断，主要看宝宝一次吃多少。一般1月龄宝宝奶量是90～150毫升/次。有的宝宝胃口很大，最好每次准备的奶量都超过宝宝实际要吃的量，一方面可判断宝宝吃了多少，另一方面又可满足宝宝食欲。但每日总的奶量最好不要超过1 200毫升，每次最多210毫升，否则易造成肥胖。

如果是母乳喂养的宝宝，可以通过乳房的自我感觉来判断，母亲在哺乳前，乳房有饱胀感，表面静脉显露，用手按时，乳汁很容易挤出。哺乳后，母亲会感觉到乳房松软，轻微下垂。

还可以通过宝宝喝奶的声音来判断，如果宝宝吃了超过30分钟还含着乳头吸吮不放松，这就告诉妈妈自己还没有吃饱。宝宝吃饱后，一般能够安静入睡2～3小时，有的醒了以后还能玩一小会儿。如果宝宝哭闹不安，或没睡到1～2小时就醒来（大小便除外），常表示没有吃饱，妈妈就要想办法增加奶量。

此外，宝宝的大小便次数和性状可反映宝宝的饥饱情况。母乳喂养的宝宝，大便呈金黄色；奶粉喂养的宝宝，大便呈淡黄色，比较干燥。一般来讲，母乳喂养的宝宝每天小便6次以上，就说明他吃饱了。如果妈妈给宝宝喂了水或饮料，小便6次以上这个方法就不适宜了。如果宝宝的大便呈绿色，粪质少，并含有大量黏液，说明宝宝没有吃饱。

体重的增长也是衡量饮食是否充足的可靠依据。足月新生儿头1个月体重增加720～750克，第2个月增加600克。一般6个月以内的宝宝，平均每月增加体重600克左右，就表示吃饱了。如果宝宝体重增加较多，说明奶量充足；如果体重每月增长少于500克，表示奶量不够，宝宝没有吃饱。

2.1月龄宝宝的喂养原则

母乳喂养的宝宝每次哺乳30～100克，每隔3小时喂奶一次，每次15～20分钟。人工喂养的宝宝可适当喂食配方奶，每次奶量为80～125毫升，每天6～7次，一般每隔3个半小时至4个小时一次。混合喂养的宝宝可先按需哺乳，哺乳后宝宝仍不够饱时，可喂30～90毫升的配方奶，喝完后要喂水，并添加维生素D制剂。

1月龄的宝宝已经脱离了新生儿期，对奶的需要量明显增加。一般情况下，宝宝全天的奶量在500～750毫升。因宝宝体格、消化吸收功能以及活动量的不同，需奶量也会有较大的差异。对于1个月的婴儿，每次哺乳大约需要10分钟左右，如果宝宝每次喝奶后总是吮吸着乳头不放，

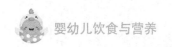

同时体重增长较慢，就表示母亲的奶量已经不能满足宝宝的需要，应进行混合喂养。混合喂养时，应坚持"母乳为主，其他奶品为辅"的原则。

任务二　2月龄宝宝的营养需求和饮食指导

2月龄的宝宝营养需求仍应注意维生素D和钙的缺乏，饮食仍以母乳为主，并注意要按需喂养，在母乳不足的情况下要及时补充配方奶。这一时期的营养会为他的智力和体力发展打下良好的物质基础，也会影响他的体格发育。

一、2月龄宝宝的营养需求

1. 2月龄宝宝的营养特点

2月龄的宝宝依然要坚持母乳喂养。母乳富含婴儿所需要的一切营养：适量的蛋白质、碳水化合物、矿物质和维生素。母乳喂养的宝宝应按需哺乳，只要母乳充足，喝奶就很有规律，一般每隔3～4小时吃一次。

母乳喂养固然是最佳选择，但如果因某些原因无法继续母乳喂养时，可以选择人工喂养。一般来说，人工喂养的宝宝喝奶的次数要比母乳喂养的次数少，原因在于配方奶的主要成分是牛乳，它相对于母乳而言需要较长的时间才能被吸收。奶粉中含有较多的蛋白质，可以提供较多的热量，所以宝宝比较耐饿。

在母乳不足或喂养不会太准时的情况下还可采取混合喂养。混合喂养有2种方式：一种是每次喂奶的时候母乳和奶粉各半；另一种是隔次交换，即一次喂母乳，一次喂奶粉，两者交替进行。

2. 2月龄宝宝的特殊营养需求

2个月开始是宝宝脑部快速发育的时期。纯母乳喂养的宝宝一般不需要另外喂食其他的营养素，母亲只要补充好钙质，通过乳汁传递给宝宝就可以。

如果是人工喂养的宝宝，则需要在两次哺乳之间喂一次水，帮助宝宝把不能完全吸收、多余的矿物质排出体外，保证水分的充足。如果宝宝喝水不足，对食物的消化也有影响。要尽量让宝宝身体处于不缺水的状态，只有这样，才能更好地保证营养吸收，避免给宝宝的身体发育带来不良影响。

此外，还要适当晒晒太阳，有助于获取维生素D，促进钙质吸收。2个月的宝宝皮肤比较娇嫩，如果直接到室外晒太阳，很容易把宝宝皮肤晒伤，最好当室内有斜射阳光时打开玻璃窗和纱窗给婴儿晒太阳。每天晒1～2次，每次5～10分钟即可。

二、2月龄宝宝的饮食指导

1. 2月龄宝宝的喂养特点

2月龄的宝宝逐渐开始好带，已经可以规律地喂养了，平均每天喂5～6次，胃口比新生儿或者1月龄的时候更好。新生儿胃容量很小，只有30～35毫升，到2月龄时喝奶量已经到达100～150毫升了，一天的喝奶量则在600～700毫升，可以分6～7次进行喂养。

每个宝宝的胃口大小不相同，活动量、睡眠时间也不一样，可以根据宝宝自身的生活特点进行合理的喂养。一般母乳喂养，宝宝胃的排空时间为2～3小时，配方奶喂养则为3～4小时，当宝宝哭闹要喝奶时，应满足其要求，每次保持10～15分钟的喂奶时长比较合适。

2.2月龄宝宝的喂养原则

（1）提倡母乳喂养。对于2月龄的婴儿仍应继续坚持母乳喂养，可以适当延长喂奶间隔，一般每4个小时左右喂1次，每天需要喂奶5～6次，每次哺乳的时间应控制在10～15分钟，不要因为宝宝的活动能力增加而使其养成吃吃停停的坏习惯。此外，宝宝对钙的需要量比成人多，因此，应给宝宝补充足够的钙。母乳是天然补钙剂，其中钙和磷的比例最适合宝宝吸收。处于哺乳期的妈妈应多食含钙丰富的食物，这样可以提高母乳的含钙量，间接给宝宝补钙。

（2）人工喂养可适当加量。对于选用婴儿配方奶粉进行人工喂养的婴儿，此时所需的奶量可能会比新生儿期有大幅度的增加，但每次的喂奶量应控制在200毫升以内。如果母乳不足而采取混合喂养时，最好每天早上、中午、晚上都要让宝宝吃到母乳。

任务三　3月龄宝宝的营养需求和饮食指导

3月龄宝宝的营养除了日常补充的维生素A和维生素D以外，还要注意观察宝宝是否存在营养性缺铁性贫血，如果存在应该要适当给宝宝补铁。饮食上仍然以母乳为主，并按需喂养，哺乳可以遵循不定时、不定量、不定餐、多吸吮的原则。3月龄宝宝无论身体还是智力发展速度都非常快，充足而全面的营养有利于宝宝自身免疫力的建立。

一、3月龄宝宝的营养需求

1.3月龄宝宝的营养特点

进入第三个月以后，宝宝就该过百天了，俗称"过百岁"。宝宝在这一时期生长发育迅速，由于身体对营养的需求增大，食量会增加，不但吃得多，还吃得快，吞咽的时候能听见"咕嘟、咕嘟"的声音，嘴角会不时地溢出奶液来。

宝宝3月龄后，每次喂奶间隔时间也相应变得长了，以前过3个小时就饿得直哭的宝宝，现在可以睡上4个小时，有时甚至睡5个小时也不醒。这说明宝宝喝进去的奶还没有完全消化吸收，也说明宝宝已经具备了储存能量的能力。此时就没有必要每3小时就给宝宝喂一次奶了。

每个宝宝因胃口、体重等差异，食量也有很大差别。有的宝宝胃口大，吃得就香；而有的宝宝胃口小，吃得相对就少，而且吸一吸、停一停，不会狼吞虎咽。对于这样的宝宝，如果没发现什么异常反应，家长不需要过于担心。

由于3月龄的宝宝肠胃功能还不完善，一般不建议给宝宝添加辅食，原因有以下三方面。

（1）宝宝的免疫系统十分脆弱，过早添加固体食品容易引发过敏症，等到时机成熟，宝宝有能力接受了再添加辅食。过早添加辅食可能造成宝宝以后一直对某些食物过敏。

（2）宝宝的消化系统、肾功能尚未健全，过早添加固体食品会给宝宝身体增加不必要的负担，为将来埋下健康隐患。

（3）固体食物的营养价值远远没有母乳丰富和全面，母乳是根据宝宝的身体发育需求提供营养的，含有全面的蛋白质、各种维生素，钙、镁、钾等矿物质，还含有 γ-干扰素、白细胞介素、溶菌酶、乳铁蛋白等各种免疫因子等，添加了固体食品会减少宝宝对母乳的摄取，从而破坏营养的平衡。

对于3月龄的宝宝来说，母乳是最好的食物，因为它不仅能给宝宝提供丰富、易消化吸收的

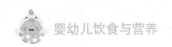

营养物质，还含有大量的免疫因子可以帮助宝宝抵抗病毒。如果母亲因为工作或身体原因不能实现母乳喂养，可以给宝宝吃成分接近母乳的配方奶，切忌给宝宝喂米汤、米糊或者乳儿糕等宝宝难以消化和吸收的食物。

2. 3月龄宝宝的特殊营养需求

虽说这个月龄的宝宝食量还比较小，饮食结构也比较单一，但是宝宝的饮食是有讲究的，稍不注意就会给宝宝的身体健康造成不可挽回的损失。由于母乳不足或缺乏，有些妈妈不得不采取混合喂养或配方奶喂养，这时奶粉及各种奶制品就成为既方便又理想的宝宝食品了。但是奶粉及奶制品的调配需按一定方法，调得过浓易使宝宝消化不良及腹泻；调得过稀又会使宝宝摄取不到足够的热量和养分，影响生长发育。因此，家长必须掌握科学调配配方奶的方法。要严格根据所选品牌配方奶中的说明书，按照指定的水奶比来进行冲泡，不同品牌配方奶的配方不同，水奶比也不相同。同时冲奶粉的水温应控制在40℃～50℃，水温过低，奶粉中的营养成分易溶解不充分，水温过高，不仅容易破坏其中的营养成分，还容易烫伤宝宝。

宝宝在成长时期不能缺少钙质，3月龄宝宝正常情况下不容易缺钙，但是如果宝宝吸收情况不好或喝奶量不够，还是有可能会有缺钙现象。如果宝宝出现身体抽搐、容易哭闹、多汗等缺钙症状，或者经医院诊断为缺钙，就需要及时地给宝宝补充维生素D和钙质。另外，若宝宝有先天性缺钙，出生两个月后就会有明显的表现，这时家长必须注意，应该靠一些补钙产品及时补钙。如果宝宝的症状不明显，那么家长也不要判定宝宝缺钙并盲目地补钙。有些时候，宝宝出现以上的一个症状也未必一定是缺钙，如果家长无法把握准确，最好带宝宝到医院检测。

二、3月龄宝宝的饮食指导

1. 3月龄宝宝的喂养特点

纯母乳喂养的宝宝如果体重增长顺利，而母亲的乳房仍然有胀满感，说明母乳充足，应继续母乳喂养，不必追加其他食品。人工喂养的宝宝随着体重增长速度的减慢，喝奶量可能会下降，有时宝宝甚至会出现短暂的厌奶现象，此时不应强行喂养，仍要本着按时喂养的原则，大约4个小时喂1次奶，中间可以加喂水，但一定不要让宝宝吃吃停停，这不利于宝宝的身体发展和习惯培养。

一般在3个月以前宝宝喝奶的表现很好，其肝脏和肾脏会帮助消化吸收母乳中的营养，当有一天肝脏和肾脏因为"不停地工作"而感到"疲劳"时，宝宝就会发生厌奶的现象。这时，家长一定不要过于紧张，更不要强迫宝宝喝奶，否则会使宝宝更加抵制喝奶。有的宝宝只需要1～2天的时间调整就恢复喝奶，有的宝宝则需要1～2周的时间来休整肝脏、肾脏和消化系统，当功能逐渐恢复，宝宝才会再次爱上喝奶。在宝宝经历厌奶期时，可以一天只喂一到两次奶，每次100～150毫升。当宝宝重新恢复喝奶时，不要给宝宝加喂过多，而应慢慢增加奶量和顿数，否则宝宝会减少喝奶量，再次出现厌奶情绪。

2. 3月龄宝宝的喂养原则

宝宝3月龄之后喝奶量明显增多，而且身体已经具备了基本的储存能力，所以每次喂奶间隔的时间也相应变得更长。在前两个月，宝宝只要3个小时没喝奶就饿得直哭，但是3月龄的宝宝喝奶之后能睡上4～5个小时。正常情况下，3月龄的宝宝一天奶量在800毫升左右，分5～6次喂，每次大约150毫升。夜间喂奶比白天间隔时间长一些，要有意识地把间隔时间拉长，使宝宝慢慢养成夜间不喝奶的习惯。这样不仅能减轻妈妈负担，也能让宝宝的饮食习惯逐渐规律。

3月龄宝宝如果是人工喂养，通过配方奶粉来补充身体所需，喝奶量是可以计算的。

奶量的计算公式为：一日奶量=100×[110×体重（千克）]/86。

相对简便的算法为：一日奶量=128毫升 × 体重（千克）。

　　除了奶粉量需要注意外，冲调奶粉的方法也需要格外谨慎。一般3月龄宝宝的奶量可以按奶粉与水1∶4的比例，即1平匙奶粉加4平匙水冲调。另外，奶粉的包装上面可以找到不同月龄奶粉的用量、调配方法、每日喂养次数以及其他的相关事宜的详细说明，家长在冲调之前可先认真了解一下。

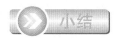

　　1～3月龄宝宝的身长和体重都会增长特别快，对优质蛋白质和钙质的需求量也比较大，所以要确保宝宝的按需喂养，确保奶量的充足。这个阶段的宝宝很容易出现营养不良并缺乏维生素D，从而产生疾病，导致免疫力低下。作为妈妈和宝宝的照护者，要确保宝宝奶量，母乳不足时要及时添加配方奶；经常带宝宝到户外活动，同时补充维生素D滴剂；还要从整体上确保哺乳妈妈的营养均衡和合理。

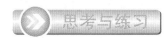

一、选择题

（一）单项选择题

1. 人体维生素D的主要来源是（　　）。

A. 皮肤接受光照　　　　　　B. 补充水分　　　　　　　C. 膳食补充

D. 足够的睡眠　　　　　　　E. 蛋白质的补充

2. 1月龄宝宝本能的情绪反应是（　　）。

A. 哭　　　　　　　　　　　B. 发呆　　　　　　　　　C. 手舞足蹈

D. 没有反应　　　　　　　　E. 喜欢盯着一处地方很久

3. 人工喂养的宝宝一般一天很难吃够供给量的奶量，而且吸收一般都没有母乳喂养的宝宝好，所以需要及时补钙，出生半个月左右可以开始食用（　　）以促进钙吸收，但是要注意不要过量。

A. 牛奶　　　　　　　　　　B. 鱼肝油或 AD 滴剂　　　C. 碾碎的熟鸡蛋

D. 鱼泥　　　　　　　　　　E. 土豆泥

4. （　　）是喂养方式中的最佳选择。

A. 混合喂养　　　　　　　　B. 人工喂养　　　　　　　C. 母乳喂养

D. 其他喂养　　　　　　　　E. 以上项都是

5. 对于3月龄的宝宝来说，母乳是最好的食物，因为它（　　）。

A. 最美味

B. 含有维生素A和维生素D

C. 不仅能给宝宝提供丰富、容易消化吸收的营养物质，还含有大量的免疫因子可以帮助宝宝抵抗病毒

D. 深受宝宝的喜爱，对它有了依赖感

E. 含有乳清蛋白

（二）多项选择题

1. 2月龄宝宝的喂养原则有（　　）。

A. 提倡母乳喂养　　　　　　B. 人工喂养可适当加量　　C. 混合喂养为主

D. 可适当加辅食　　　　　　E. 可以频繁喂奶

2. 2月龄宝宝的喂养特点是（　　　）。

    A. 有规律地喂养，而且能比刚出生或者1个月的时候能吃

    B. 每个宝宝的胃口大小都不同，活动量、睡眠时间也不一样，可以根据宝宝自身的生活特点进行合理的喂养

    C. 当宝宝哭闹要喝奶时，应满足其求，喂奶时长每次应保持10～15分钟比较合适

    D. 为了让宝宝不饿，可以频繁地喂养

    E. 可以给宝宝增加辅食

3. 从（　　　）可判断出宝宝是否吃饱。

    A. 喝奶粉的量　　　　　　B. 母亲乳房的自我感觉　　　　　　C. 宝宝喝奶的声音

    D. 宝宝大小便次数和性状　　E. 宝宝体重的增长

4. 母乳中宝宝所需的营养包括（　　　）。

    A. 叶酸　　　　　　　　　B. 碳水化合物　　　　　　C. 矿物质

    D. 维生素　　　　　　　　E. 蛋白质

5. 最好每天（　　　）都让宝宝吃到母乳。

    A. 早上　　　　　　　　　B. 中午　　　　　　　　　C. 晚上

    D. 睡觉前　　　　　　　　E. 半夜饥饿哭闹时

二、判断题

1. 1月龄的宝宝只要按需哺乳，饿了就吃，吃饱就睡。　　　　　　　　　　　　（　　　）

2. 对于2月龄的宝宝来说母乳喂养是最佳选择。　　　　　　　　　　　　　　（　　　）

3. 当3月龄的宝宝出现短暂的厌奶现象时，可以不用按时喂养。　　　　　　　（　　　）

4. 由于宝宝3月龄时肠胃功能还不完善，一般不建议给宝宝添加辅食。　　　　（　　　）

5. 当婴儿由厌奶期重新恢复喝奶时，可以给婴儿加喂过多的奶。　　　　　　　（　　　）

三、简答题

1. 混合喂养时应注意些什么？

2. 2月龄宝宝的喂养特点及其喂养原则是什么？

四、实训任务

    筱筱家的宝宝1月龄了，但是筱筱一直担心会把孩子的眼睛晒伤，所以从孩子出生到现在一直都没有给孩子晒太阳，导致筱筱家的宝宝出现了夜惊、多汗、烦躁、喉鸣等症状，筱筱赶紧把孩子送去了医院治疗。

    （1）筱筱不让孩子晒太阳的做法是否正确？

    （2）应该怎样预防孩子出现以上症状？

模块三
4～6月龄宝宝的饮食与营养

模块导读

经过3个月的成长，宝宝已经能够抬头，并且开始学习翻身了，体能消耗变得更大，需要各种维生素促进身体的运动和成长。这个月龄段维生素D补充剂量可以略微加大一点，6月龄可以开始尝试添加辅食。因为宝宝月龄较小，消化系统正在逐步发展，作为宝宝的抚育者，一定要遵循辅食添加的原则。本模块主要介绍4～6月龄宝宝的营养需求、原则和饮食特点，以便家长和抚育者开展科学的喂养。

学习目标

1. 掌握4～6月龄宝宝的营养特点和营养需求。
2. 能根据4～6月龄宝宝的喂养特点和喂养原则进行科学喂养。
3. 能根据6月龄宝宝的营养特点和辅食添加原则进行合理的膳食安排。
4. 提高对6月龄宝宝辅食添加的重视，爱护4～6月龄宝宝。

内容结构

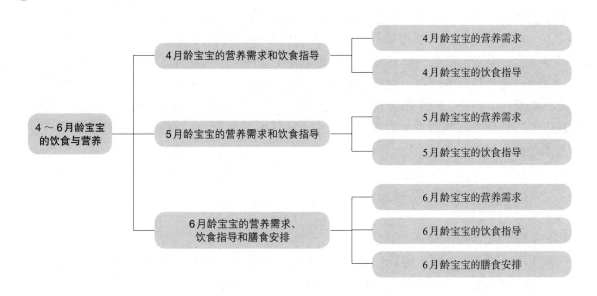

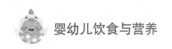

任务一 4月龄宝宝的营养需求和饮食指导

4月龄的宝宝随着摄入奶量的增加，营养的丰富性和全面性进一步提升，根据不同生长发育情况，混合喂养或者配方奶喂养的宝宝可以视情况尝试引入辅食，但仍要以奶的摄入为主，确保母乳或配方奶的摄入量。

一、4月龄宝宝的营养需求

1. 4月龄宝宝的营养特点

世界卫生组织、美国儿科学会和英国政府卫生部都建议，婴儿纯母乳喂养的时间至少要6个月。所以家长在给宝宝添加辅食这件事情上，不用操之过急。但如果一些宝宝或妈妈因为某些原因无法继续母乳喂养，也可以在宝宝4个月后开始添加奶粉，进行人工喂养，等宝宝肠胃发育完善后，再开始逐步添加辅食。即使4个月的宝宝已经有了接受辅食的征兆，但由于肠胃消化能力还跟不上，所以此时并不建议添加辅食。

2. 4月龄宝宝的特殊营养需求

如果4月龄的宝宝缺钙比较严重，照护者可以进行如下举措：

（1）可以适当地给宝宝服用补钙剂。目前，补钙产品的钙源大致分为三种：矿石加工提纯的精制碳酸钙、动物骨骼中提取的钙以及海洋生物中提取的钙。但随着环境污染的加重，动物或海洋生物都有可能因为周围环境污染而导致体内含有大量有害物质，如铅、汞等重金属。这些重金属一旦进入人体后将沉积于骨骼，且难以逆转，从而造成重金属比重超标。

因此，挑选矿石加工提纯的精制碳酸钙非常合适，碳酸钙经多年临床验证，应用广泛，副作用少。家长可以选择含钙量较丰富的无机钙，如葡萄糖酸钙锌口服溶液、乳酸钙等。钙剂可在两餐间服用，以减少食物对钙的影响。但要注意的是，补钙剂不能吃太长时间，如果宝宝的补钙量过大，多余的钙剂会从胃肠道排出，从而导致宝宝便秘，会影响消化道导致腹胀、消化不良等情况，让宝宝食欲下降，严重时还会出现呕吐等症状。

（2）服用乳钙。乳钙类产品由纯天然牛乳提取，不会伤到肠胃，特别适合宝宝吸收。对于4月龄的宝宝来说，家长可以剪开胶囊尾部，直接挤到勺子或宝宝的奶瓶嘴上让宝宝舔食。

（3）适当地晒太阳。家长可以经常带宝宝在户外活动。紫外线的照射有助于维生素D的合成，而维生素D对宝宝吸收钙是有帮助的。同时要注意保护宝宝脸部，可以用透明布遮挡一下紫外线，或晒前涂些儿童防晒霜，避免阳光直射，晒伤皮肤。冬天要注意保暖，在晒太阳时宝宝不宜空腹，如果宝宝空腹，晒太阳时新陈代谢会变快，宝宝会更饿，容易导致宝宝哭闹。同时，晒前最好也不要洗澡，因为洗澡会将宝宝皮肤中合成活性维生素D的材料"7-脱氢胆固醇"洗去，减少人体钙的吸收。

二、4月龄宝宝的饮食指导

1. 4月龄宝宝的喂养特点

宝宝4月龄的时候，每天喝奶的总量在700～800毫升为正常。纯母乳喂养的宝宝，在4月龄时还是以喝奶为主，每天700毫升左右。如果宝宝在4月龄以后，喝奶量低于700毫升，而且体重在一个月之内没有增加，那么这时家长就应该引起重视，要观察孩子是否出现了营养不良等情况。

2. 4月龄宝宝的喂养原则

4月龄的宝宝正处于厌奶期，不再像以前一样只会吃了睡、睡了吃。这个阶段的宝宝虽然喝奶量减少，但是摄入的营养足够维持生长所需，智力也在逐渐发育。大部分宝宝一个月之后就会恢复正常的食量。需要注意的是，如果宝宝的厌奶期持续过久，容易造成生长迟缓，建议家长寻找原因并积极补充营养。

随着宝宝不断成长，食量也会越来越大，要想判断宝宝是否吃饱，最直观的方法就是把食指放在宝宝嘴边，轻轻地触碰，如果宝宝有吸吮的动作，那就说明宝宝可能没有吃饱，如果没有吸吮的动作，说明宝宝已经吃饱了。再者就是观察宝宝生长发育的情况，如果体重和身高都在增长，且在正常值范围内，那么说明喂养合适。

宝宝4月龄的时候已经对外界产生了一些兴趣，在吃饱的时候，会一边吃一边玩，并且对喝奶不那么专注，如果稍微有点声音，他就会东张西望地去寻找，那说明这时候宝宝已经吃饱了。如果你再继续喂奶，可能会被宝宝拒绝，并且不一会儿宝宝就心满意足地睡着了，醒来之后非常有精神。这说明宝宝的喂养是合适的。

任务二 5月龄宝宝的营养需求和饮食指导

5月龄的宝宝快到添加辅食的时间了，但饮食上仍要以奶为主。这个时期的营养对于宝宝的免疫功能具有非常重要的作用。

一、5月龄宝宝的营养需求

1. 5月龄宝宝的营养特点

5月龄宝宝虽然快到添加辅食的时间了，但奶还是不可或缺的主食。一般来说，5月龄宝宝每天的喝奶量应该控制在1 000毫升以内，大多数宝宝每天5次奶，每次200毫升左右。但是，如果宝宝不舒服或食欲下降时，喝奶量会减少，此时家长最好先找出宝宝不喝奶的原因，再寻求解决方案。如果宝宝只是没有胃口喝奶，家长不妨给宝宝喂食接近母乳口味的淡奶粉，这样宝宝或许会胃口大开。

2. 5月龄宝宝的特殊营养需求

5月龄宝宝如果缺钙，不仅牙齿生长发育会延迟，骨骼也会变软，容易引起软骨症、O形腿或X形腿等。这个月龄段的宝宝正处于骨骼和牙齿生长发育的重要时期，他们在神经传导、肌肉运动、血液凝固和新陈代谢等方面都需要钙质的参与。5月龄宝宝喂养主要是奶，奶是宝宝钙质来源的之一，如果宝宝仍然缺钙，家长要及时适当地给5月龄宝宝补充钙质。可以从以下两方面入手。

（1）选择淡奶味的钙剂。婴儿的味蕾正处在快速发育阶段时，味蕾细胞很娇嫩，要特别注意给宝宝补钙时应该选择淡奶味的钙剂，过早接触刺激性口味会对婴儿味蕾的发育造成严重的影响，而且很容易让宝宝长大以后出现挑食偏食的毛病。

（2）选择含有维生素D的钙剂。维生素D可以帮助肠道内钙的吸收，促使钙在骨骼中沉积，从而减少钙经过肾脏的排泄。在给宝宝补钙时应尽量选用含有维生素D的钙剂。此外，在选择钙

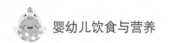

剂时也要注意：① 不服用含磷的钙补充剂。制造骨骼的主要元素是钙和磷，二者的关系十分密切，人体摄入的钙和磷必须符合一定的比例，如果磷的摄入量过多就会结成不溶于水的磷酸钙排出体外，从而导致钙的流失。② 不服用含镁的钙补充剂。钙和镁都是二价离子，在人体内的吸收会产生竞争作用，对于婴幼儿来说，体内的镁含量通过食物可以达到新陈代谢的需要，不需要额外补充。而镁过量不仅会影响钙的吸收利用，还会引起运动机能障碍，建议不要盲目给宝宝补充含镁的钙剂。

二、5 月龄宝宝的饮食指导

1. 5 月龄宝宝的喂养特点

宝宝 5 月龄以后会玩、会笑了，但是不再像以前一样乖乖喝奶，经常会因为一点响动而停止喝奶，张望着寻找声源，甚至会出现喝奶量减少的情况。宝宝 5 月龄的时候，可能正处于生理性厌奶期，此时的宝宝已经有点厌倦奶水或奶粉的味道了，可以给宝宝换个口味。如果宝宝是因为好奇心而不能专心喝奶，家长就要给宝宝营造一个安静的环境，这样有助于宝宝专心喝奶。

有些宝宝在换了奶粉之后，不喜欢新奶粉的味道，而更"怀念"之前的奶粉，这时也会出现喝奶量减少的情况。一般情况下不建议中途给宝宝换奶粉，容易引起宝宝胃口不适。此外，如果宝宝身体不舒服也会减少喝奶量，如春季气候时冷时热，宝宝抵抗力差，很容易生病。家长要时刻留意宝宝的身体变化，将伤害降到最小。

2. 5 月龄宝宝的喂养原则

不少家长会在宝宝 5 月龄时开始给宝宝添加辅食，避免宝宝因为营养不足而影响健康。其实此时宝宝肠胃还比较娇弱，等 6 月龄时再添加比较合适。5 月龄婴儿的食物仍应以母乳或其他代乳品为主，喂养方式和时间可以按 4 月龄方法进行。

宝宝 5 个月之后，不仅身高与体重有所增长，在饮食习惯和生活习惯也会和前几个月不完全一样。一般来说，5 月龄的宝宝一天的喝奶量在 600 ～ 800 毫升，最好不要超过 1 000 毫升，这样可以满足身体发育的需要。但由于这个阶段有的宝宝还处于生理性厌奶期，所以奶量不能用严格的数字来衡量。

如果宝宝的精神状态很好，而且体重增长正常，即使喝奶量少一点也没问题；对于胃口非常好的宝宝，如果是人工喂养，要注意控制喂养的次数，以免吃得太多造成身体不适或肥胖。

任务三　6 月龄宝宝的营养需求、饮食指导和膳食安排

6 月龄的宝宝可以适当地添加辅食，但仍然需要清楚辅食是母乳的补充营养，不可直接用辅食代替母乳。添加辅食的原则是从一种到多种，量从少到多，从流质到固体。建议从添加含铁米粉开始，观察宝宝排便，没有不良反应，3 ～ 5 天后可添加另一种辅食。每天添加 1 次辅食。辅食中不加盐和糖，以免增加宝宝肾脏负担，损害宝宝肾功能。

一、6 月龄宝宝的营养需求

1. 6 月龄宝宝的营养特点

6 月龄的宝宝，母乳喂养依然是重点。但是为了让宝宝能够适应其他食物，可以逐渐延长喂

奶的间隔时间，同时缩短喂奶的时间，避免宝宝对母乳产生依赖。如果是人工喂养的宝宝，这个时候的奶量应控制在1 000毫升左右，同时也要严格控制配方奶喂养的时间，避免宝宝吃太多而影响健康。

6月龄的宝宝可以开始引入辅食，但宝宝最好的喂养方式仍是母乳喂养辅食不能代替母乳或者奶粉。母乳中的蛋白质以最易被宝宝消化吸收的乳清蛋白为主，铁的消化吸收率可达到50%。母乳可以满足宝宝从出生到6月龄所有的营养需求。母乳具有如下的营养特点。

（1）营养全面。母乳中的蛋白质以乳清蛋白为主，极易消化吸收，牛磺酸含量比较丰富，可促进大脑发育。母乳中的脂肪DHA含量较高，可提升宝宝的智力。母乳中的糖类含乳糖较多，其中的母乳低聚糖可以作为益生元帮助宝宝肠道内益生菌的生长，建立良好的肠道菌群，促进钙的吸收。母乳内的维生素和矿物质含量也比较丰富。

（2）富含免疫性物质。母乳中富含白细胞和淋巴细胞、乳铁蛋白、抗体、补体、溶菌酶等免疫性物质，可以给宝宝一个坚强的保护罩。

（3）含有激素和生长因子，可促进婴儿的生长发育。

因此，母乳喂养是最好的喂养方式。当母亲不能用母乳喂养时，也可用配方奶粉喂养。配方奶会减少蛋白质总量，减轻宝宝肾脏负担，同时增加乳清蛋白至60%，增加牛磺酸含量，减少了饱和脂肪酸，增加不饱和脂肪酸DHA的比例。增加铁、锌及维生素A、维生素D的含量，调整了钙磷比例。

6月龄的宝宝每天需要700～900千卡能量，以母亲每天分泌母乳量800毫升计算，其提供了560千卡的能量，仅能满足此时婴儿能量需要量的80%，故6月龄的宝宝补充辅食是必要的。但是辅食不能代替母乳或者奶粉，为宝宝添加辅食是因为它们可以在母乳喂养期间帮助为宝宝提供营养，而不是取代母乳喂养。由于6月龄的宝宝可以添加的辅食种类有限，并不能为宝宝提供全面均衡的营养。此外，宝宝肠胃消化系统发育不完善，辅食中的营养成分不能完全像母乳一样适合宝宝，也不能被宝宝完全吸收和利用。特别是母乳中的一些特殊营养成分和抗病成分不能通过辅食来提供。如果只给宝宝添加辅食，可能会导致宝宝营养不良和抵抗力下降。因此，在给宝宝补充食物时，不仅不能让宝宝断奶，还要保证母乳的进食量。

2.6月龄宝宝的辅食添加原则

无论是纯母乳喂养的宝宝，还是混合喂养或者人工喂养的宝宝，6个月以后就可以开始添加辅食，但同时也要观察宝宝有没有给出如下添加辅食的信号。

（1）关注宝宝对辅食的兴趣。6月龄宝宝会表现出对辅食的兴趣。

（2）关注宝宝进食的特点，如宝宝口水明显增多。

（3）坚持宝宝自主进食，宝宝可以在家长的帮助下坐起来，开始有手眼口协调能力。

（4）遵循宝宝生理特点。如挺舌反应消失，也就是说宝宝不会用舌头把勺子或者食物顶出来。

（5）持续观察宝宝进餐后的表现。如母乳喂养每天8～10次，或者人工喂养的宝宝奶量超过1 000毫升，但宝宝仍然感觉特别饥饿。

（6）宝宝体重是出生时的2倍，给足奶量，宝宝的体重在一段时间内仍然不增长。

不管是纯母乳喂养的宝宝，还是混合喂养或人工喂养的宝宝，建议辅食添加的时间都不能过早或者过晚。

过早添加辅食的危害如下：

（1）宝宝的消化系统还没发育完善，如果过早添加辅食，容易造成消化不良、腹泻、过敏等问题。

（2）提前添加辅食，会提前降低奶量的摄入，造成主要营养的吸收不足。

（3）宝宝身体结构和心理上还没做好摄入主食的准备，提前添加辅食会给他们造成不愉快的经历。

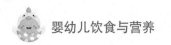

过晚添加辅食的危害如下：

（1）增加营养不良、缺铁性贫血、微量元素缺乏的风险。

（2）错过宝宝味觉敏感期，影响宝宝对其他食物的好感度，造成喂养困难。通常4～6月龄的宝宝对不同口味的食物接受度较高，而6～10月龄的宝宝对不同质地的食物接受度较高。

（3）4～6月龄是宝宝味觉和吞食能力发展的关键时期，辅食主要以软的半固体食物为主，这有利于乳牙的萌出和训练婴儿的咀嚼能力。如果不及时添加辅食，会影响宝宝这些功能的发育。

根据《中国居民膳食指南2016》中关于婴幼儿的喂养指南，建议：① 继续母乳喂养，满6月龄起添加辅食。② 从富含铁的泥糊状食物开始，逐步添加达到食物多样。③ 提倡顺应喂养，鼓励但不强迫进食。④ 辅食不加调味品，尽量减少糖和盐的摄入。⑤ 注重饮食卫生和进食安全。⑥ 定期监测体格指标，追求健康生长。

3. 6月龄宝宝的特殊营养需求

通常母亲孕期为宝宝储备的铁在宝宝4月龄时已用尽，此时宝宝每天仍需要铁10毫克左右，而母乳中所能提供的铁不足1毫克，因此需要用辅食补充铁。宝宝一旦缺铁，就会出现缺铁性贫血，如面色苍白、精神不振、烦躁不安等，甚至还会引起消化道功能紊乱、循环功能障碍以及免疫功能低下等。当宝宝出现这些情况的时候，必须尽快补充足够的铁元素。

除了铁以外，6月龄的宝宝身体长得很快，并且开始长牙，这时候宝宝对钙的需求量会比以前明显增多，如果摄入钙质不够，就容易出现缺钙症状，如入睡困难、睡不安稳、夜啼、出汗、枕秃、哭闹、生长发育迟缓，情况严重的会出现佝偻病、肋骨外翻、鸡胸或者罗圈腿等。当宝宝出现这些情况时，必须尽快调整膳食或服补充剂来补充钙质。

此外，6月龄的宝宝开始接触辅食食品，可以从辅食中获得身体成长所需的营养，只要宝宝身体没有出现异常的症状，不建议给宝宝额外补充其他膳食补充剂。若是宝宝身体已经出现了明显的症状，要及时补充，不然会导致不良后果。

4. 常见婴幼儿营养相关性疾病——缺铁性贫血

缺铁性贫血也叫营养性贫血，如果人体对铁的摄入量不足，会导致血红蛋白的合成减少，从而使红细胞中血红蛋白的含量显著减少，随之红细胞数量减少。缺铁性贫血在婴幼儿人群中发病率最高，家长需要引起重视。

（1）病因。

① 先天储铁不足。胎儿从母体获得的铁以妊娠最后3个月最多，直至出生后会储备一部分的铁，如果是早产、双胎或多胎、胎儿失血和孕妈严重缺铁等均可使胎儿储铁减少，最终导致宝宝发生缺铁性贫血。

② 铁摄入量不足。这是缺铁性贫血的主要原因。人乳、牛乳、谷物中含铁量均较低，一般宝宝从妈妈母体内自带的储备铁会在6月龄左右消耗殆尽，如果这个时候没有及时引入富含铁的辅食，最终会导致宝宝铁摄入不足而患上缺铁性贫血。

（2）临床表现。

① 皮肤黏膜逐渐苍白，以唇、口腔黏膜及甲床较明显，易疲乏，不爱活动。

② 消化系统上表现为食欲减退，少数有异食癖（如嗜食泥土、墙皮、煤渣等）；可有呕吐、腹泻；可出现口腔炎、舌炎或舌乳头萎缩；重者可出现萎缩性胃炎或吸收不良综合征。

③ 神经系统方面还有可能表现为烦躁不安或萎靡不振、精神不集中、记忆力减退、智力低于同龄儿童等。

（3）缺铁性贫血的预防。

要做好卫生宣教工作，使全社会认识到缺铁对儿童的危害性及做好预防工作的重要性，使之成为儿童保健工作中的重要内容。主要预防措施包括如下四方面：

① 提倡母乳喂养，母乳中铁的吸收利用率较高。

② 做好喂养指导，无论是母乳或人工喂养的宝宝，均应及时添加含铁丰富且铁吸收率高的辅助食品，如精肉、内脏、鱼等，并注意膳食合理搭配。

③ 婴幼儿食品（如谷类制品、牛奶制品等）应加入适量铁剂加以强化。

④ 对早产儿，尤其是非常低体重的早产儿，宜自2月龄左右给予其铁剂预防。

二、6月龄宝宝的饮食指导

1. 6月龄宝宝的饮食特点

（1）饮食上需补充营养。6月龄的宝宝由于活动量增加，热量的需求量也随之增加，纯母乳喂养已经不能完全满足宝宝的生长发育需要，需要开始引入辅食以补充营养。同时人工喂养或者混合喂养的宝宝，第6个月的时候主食仍以乳类为主，每次可吃到200毫升。此外，也需要添加些米粉作为辅食。在宝宝大便正常的情况下，菜泥可以增加一点，也可以用水果泥来代替果汁。

（2）辅食添加要适量。6月龄的宝宝每天可吃1～2餐米粉，每次1/2～1小碗，还可以吃少量的烂面片，每天可以尝试喂些菜泥、果泥等，但要从少到多，逐渐增加。此外，还可以给宝宝一些固体食物如烤馒头片、面包干、饼干等练习咀嚼。

（3）尝试适应使用餐具。在喂辅食时，可以让宝宝逐步适应餐具，为以后独立使用餐具做好准备，一般6月龄的宝宝可以自己拿勺往嘴里放，经过不断的练习和尝试，到7月龄时就可以用杯子或碗喝水了。

2. 6月龄宝宝的配餐原则

6月龄的宝宝每天的辅食占比仅为10%左右，饮食依然要以母乳或配方奶为主。对于新食物的接受度每个宝宝都不一样的，有的食物宝宝要反复尝试十来次才接受，所以家长要有耐心，几次的拒绝并不代表宝宝就是不喜欢吃，什么食物都要给宝宝尝试，这样才不会偏食。如果宝宝对于某样食物接受度不高，家长在提供食物时可以同时提供宝宝不太喜欢的和能接受的食物给他选择着吃，反复把此类食物提供给宝宝，增加宝宝对该食物的接受度，但不要强迫宝宝进食。

6月龄的宝宝可添加含铁、钙成分的糊状辅食。如强化铁的婴儿米粉、菜泥、果泥等。辅食的性状一般为：流质、半流质、泥糊状。添加的方法可以用水、配方奶或者母乳冲调米粉成泥糊状，能用小勺舀起、不会很快滴落就可以了。

要控制辅食的添加次数和数量。每日辅食喂养一般为1～2次，母乳/配方奶喂养为4～6次，奶量保持在600毫升以上，其他谷类、蔬菜、水果的添加量要根据宝宝食量灵活调整。

可以为宝宝准备的辅助工具有：宝宝餐椅、餐具，每次吃饭前要让宝宝坐上餐椅，从小养成良好的用餐习惯。

6月龄为宝宝辅食初尝的时期，辅食添加的目的以品尝为主，以丰富宝宝的味觉。添加辅食的注意事项有：

（1）辅食的添加应从少量开始，当宝宝愿意吃并能正常消化时再逐渐增多，如宝宝不肯吃，家长也不要勉强，可以过2～3天后再尝试添加。

（2）每次添加新的辅食后，要密切观察宝宝的消化状况，如发现宝宝有大便异常或其他情况，应暂停喂该辅食。

（3）家长为宝宝添加辅食时要注意卫生，尤其是宝宝餐具除了仔细洗刷之外还要每日消毒。

（4）宝宝生病或消化不良时，应该延缓增加新的辅食，避免宝宝症状加重。

（5）6月龄的宝宝正处于出牙期，这时可以给宝宝选择耐磨性强、不易崩断的磨牙棒，它能有效舒缓宝宝长牙的不适感，避免宝宝出现呛咳的危险。此外，磨牙棒除了不能含有人造香料、色素和防腐剂，还应形状科学，适合宝宝的小手抓握。

3.6月龄宝宝的辅食烹调禁忌

对于6月龄宝宝，要注意科学喂养，才不会产生营养性疾患，但在饮食上也有一些禁忌。

（1）禁忌一——咀嚼喂养。部分家长怕宝宝嚼不烂食物，所以在喂食时，会习惯先将食物放在自己嘴里咀嚼，再吐在小勺里或口对口喂养。这种做法是错误的，咀嚼喂养不仅不卫生，容易将大人口中的致病微生物如细菌、病毒等传染给宝宝，而且不利于宝宝消化机能的成熟。正确的做法应该是选择与宝宝年龄特点和消化程度相适应的食物，烹调时做到细、软、烂，即使宝宝没有牙齿或牙齿未长齐，咀嚼能力差，仍能够消化。

（2）禁忌二——硬、粗、生。6月龄宝宝的咀嚼和消化机能尚未发育完善，消化能力较弱。如果食物硬、粗、生，不但不利于宝宝消化吸收营养，还会对宝宝的消化系统造成伤害。所以供给的辅食或饮食应软、细、熟，如瘦肉切成肉末，蔬菜挤出菜汁、切成菜泥等。

（3）禁忌三——饮食单调。饮食单调会让宝宝产生厌倦感，不愿进食，所以准备辅食时不仅要考虑合理的营养，还要考虑增进宝宝食欲的颜色和口感搭配，避免宝宝对单调食物发生厌倦情绪而影响辅食进食。

三、6月龄宝宝的膳食安排

1.6月龄宝宝的餐次和进餐时间安排

6月龄的宝宝每天可喂奶3～4次，每次喂150～200毫升。可以在6：00、11：00、17：00、22：00各喂1次奶。在15：00～16：00添加1次辅食。

2.6月龄宝宝可添加的食物建议（见表3-1）

表3-1　6月龄宝宝食物建议

食物类别	食　　材	注意事项
主　食	高铁米粉、小米、玉米面	小米需要5月龄中后期方可使用
蔬　菜	红萝卜、南瓜、山药、土豆、番薯、冬瓜、菠菜、菜花、紫甘蓝、黄瓜、小白菜、大白菜、西蓝花、西葫芦	南瓜、冬瓜去籽去皮
水　果	苹果、梨、香蕉、西梅、牛油果	香蕉去两头
奶　类	母乳/配方奶	1岁以后才可加酸奶、奶酪、牛奶

注意：①蔬菜、水果应选当季产品，西红柿、芒果、菠萝、猕猴桃属于易过敏食物，可晚些再添加
　　　②不爱吃的食物可同属替换，先蔬菜后水果（优选性味平和的），尽量不用果汁菜汁代替果泥菜泥

3.辅食餐次时间表（见表3-2）

表3-2　6月龄宝宝辅食餐次时间表

餐次	时间	母乳或配方奶，辅食
上午	6：00	母乳哺乳20分钟，或配方奶150～200毫升
	8：00	喂果汁、菜汁或温开水80毫升
	10：00	喂米粉20克
	12：00	喂果汁或菜汁30～60毫升

续　表

餐次	时间	母乳或配方奶，辅食
下午	14：00	母乳哺乳20分钟，或配方奶150～200毫升
	16：00	喂果泥或菜泥30～60克
	18：00	母乳哺乳20分钟，或配方奶150～200毫升
夜间	20：00	喂果泥或菜泥500克
	22：00	母乳哺乳20分钟，或配方奶150～200毫升

备注：鱼肝油每天1次，每次400 IU

4. 6月龄宝宝的食谱推荐

这个月龄的宝宝可以每天两餐辅食，每添加一种新辅食需观察3～5天看是否有过敏症状，无过敏情况后可放到晚餐添加辅食。新辅食尽量都放在中午添加，方便观察宝宝是否不适或出现过敏等现象后，及时就医。

1　食谱名称　米糊

食材准备　强化铁米粉5克，70摄氏度温开水50毫升

推荐摄入量　米粉5克

制作视频

米糊

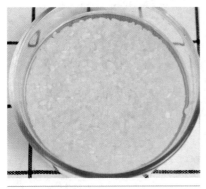

第一步　大米洗净，放在冷水里泡两个小时左右，沥干水分。

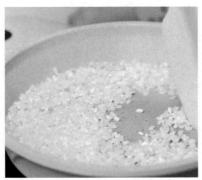

第二步　放入不粘锅里小火炒制。

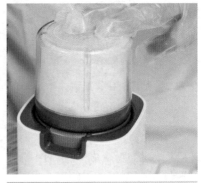

第三步　炒好的大米放入料理机打碎。

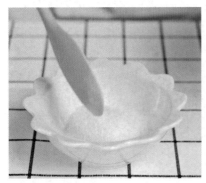

第四步　称出5克米粉。

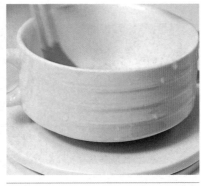

第五步　容器中倒入50毫升70摄氏度的温开水，加入米粉，边放边搅拌。

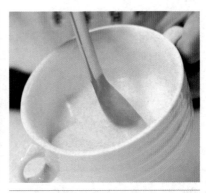

第六步　米糊搅拌成无颗粒状。

2 食谱名称　苹果泥

食材准备　苹果40克，50摄氏度的温开水15毫升

推荐摄入量　苹果10克

苹果泥

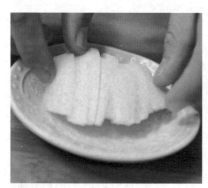

第一步　把苹果削皮，切片。

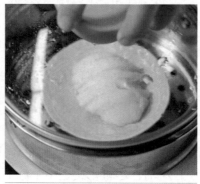

第二步　锅中倒水，苹果上锅蒸10分钟。

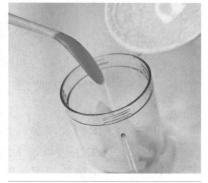

第三步　将蒸熟的苹果放入料理机。

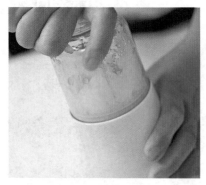

第四步　加温开水打成泥。

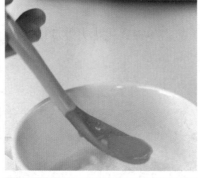

第五步　倒出苹果泥，滴上两滴核桃油。

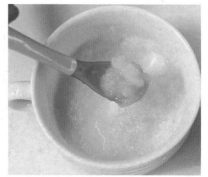

第六步　搅拌均匀。

3 食谱名称　胡萝卜泥

食材准备　胡萝卜40克，50摄氏度温开水20毫升

推荐摄入量　胡萝卜10克

胡萝卜泥

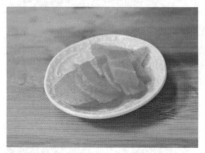

第一步　把洗净的胡萝卜削皮、切片。

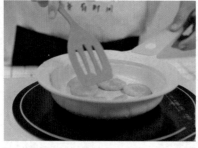

第二步　锅内刷点油，把胡萝卜煸炒一下。

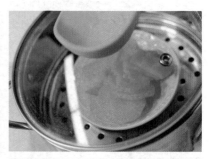

第三步　锅中加水，胡萝卜上锅蒸熟。

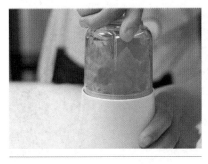

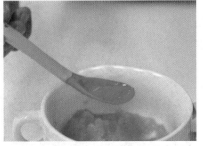

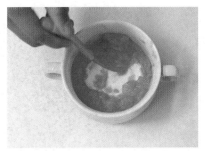

第四步 胡萝卜放入料理机，加入温开水打成泥。

第五步 倒出胡萝卜泥，滴上核桃油。

第六步 搅拌均匀。

4 食谱名称 南瓜糊

　　食材准备 南瓜50克，温水15毫升

　　推荐摄入量 南瓜10克

南瓜糊

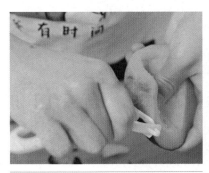

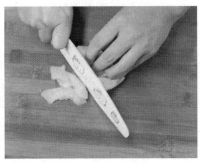

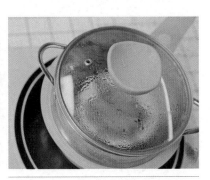

第一步 把南瓜洗净、去皮。

第二步 称出50克南瓜切片。

第三步 锅中加水，南瓜上锅蒸10分钟左右。

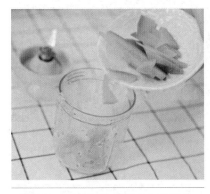

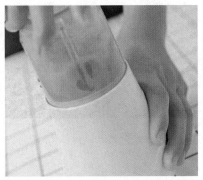

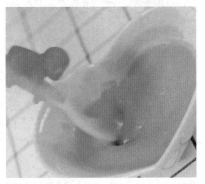

第四步 把蒸熟的南瓜放入料理机。

第五步 加15毫升的温水打成泥。

第六步 南瓜泥倒出装碗，滴上两滴亚麻籽油拌匀。

5 食谱名称 青菜米粉泥

　　食材准备 强化铁米粉5克，70摄氏度的温开水40毫升，小青菜15克

　　推荐摄入量 米粉5克，青菜10克

青菜米粉泥

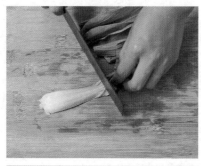

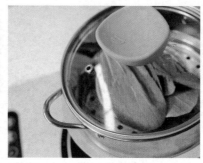

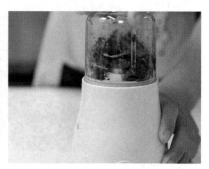

第一步　青菜清洗干净，切除菜梗，只保留菜叶部分。

第二步　把菜叶放在锅中蒸6分钟。

第三步　菜叶放入料理机中，加温开水打成泥。

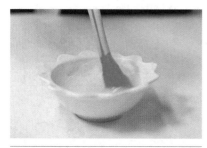

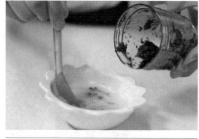

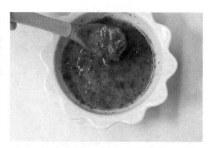

第四步　水中加入米粉，边放边搅拌，直至没有颗粒的糊状。

第五步　最后将青菜泥放在米粉泥里搅拌。

第六步　搅拌均匀。

6　食谱名称　雪梨汁

食材准备　雪梨50克，温开水50毫升

推荐摄入量　雪梨10克

雪梨汁

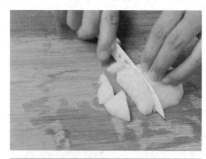

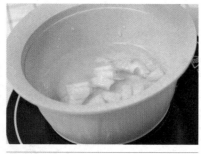

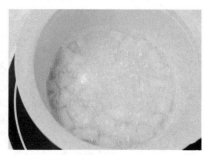

第一步　将雪梨洗净去皮，切成小块。

第二步　锅里加水，放入切好的雪梨块。

第三步　盖好盖子，煮20分钟。

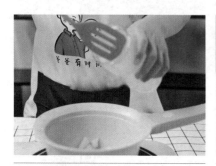

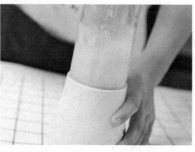

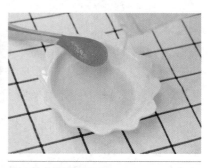

第四步　捞出煮好的雪梨放入料理机中。

第五步　加入5毫升的温水一起搅拌打成泥糊。

第六步　倒出雪梨汁。

7 食谱名称　油菜米汤

食材准备　大米50克，油菜50克，清水500毫升

推荐摄入量　大米5克，油菜10克

油菜米汤

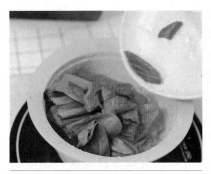

第一步　将小油菜洗净、切小段，将油菜放入锅中烫熟。

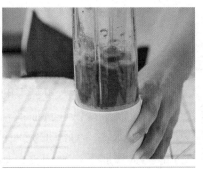

第二步　把烫熟的油菜放入料理机中打成泥。

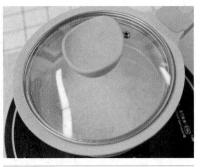

第三步　大米淘洗干净，倒入锅中煮大米粥。

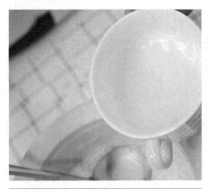

第四步　用汤勺舀取不含米粒的米汤。

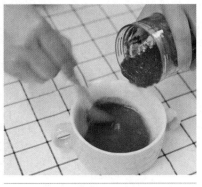

第五步　把油菜泥和米汤混合。

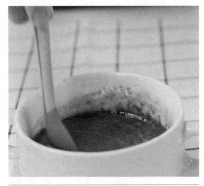

第六步　滴上几滴核桃油拌匀。

土豆泥

奶香米糊

香蕉泥

5.过敏宝宝特殊食物预警

米粉比较容易被宝宝消化，可以作为宝宝的第一种辅食。在给宝宝吃米粉之前，家长一定要仔细查看米粉的成分标签，纯大米制作的米粉宝宝食用后一般很少出现过敏现象，但是有的宝宝吃完米粉后皮肤会出现少量红色皮疹，还有的宝宝吃完米粉后会出现消化道不适的症状。这时最好先多给宝宝喝水，促进新陈代谢，通过尿液的排出，可使体内的过敏物质排出体外，每次添加辅食时要少量，喂完辅食后要注意观察宝宝的身体变化。若出现过敏情况，家长首先应该给宝宝停用米粉，然后观察宝宝的症状是否会改善。

如果宝宝吃某个品牌的米粉总是有过敏的情况，那么家长可以试试给宝宝更换其他品牌的米粉，有机米粉一般不容易引发过敏，宝宝也能够很好地消化和吸收。家长也可以尝试给宝宝自制辅食米粉。家长给宝宝添加米粉时应该由少到多，不要一次加太多，这样容易让宝宝适应。

如果宝宝在吃米粉后有严重的过敏现象，为了安全起见，建议及时带宝宝去医院检查，在医生的指导下采取合适的治疗方法，查找过敏原，避免再次出现过敏的症状。同时要注意避免给宝宝滥用药物，以免加重病情，对宝宝的身体造成严重的危害。

一般来说，宝宝吃米粉是不会发生过敏的，但如果宝宝自身属于过敏体质，建议家长还是暂时不要让宝宝吃米粉，或者用其他营养成分相近的食物来替代，这样就能避免宝宝过敏情况的发生。

▶▶ 模块小结

4～6月龄是宝宝的辅食引入的关键期，新手妈妈和宝宝的其他照料者可以根据宝宝的生长发育情况，及时给孩子引入辅食，避免孩子发生缺铁性贫血或营养摄入不足等情况。开始引入辅食时，也要遵循从一种辅食开始，如泥糊状米糊。每添加完一种辅食，需要观察2～3天，确保宝宝没有过敏症状或者不良反应，才能尝试添加下一种辅食，如有过敏情况或不良反应，则需要暂停该辅食的添加。只有在宝宝恢复以后，在健康状态下才能让宝宝尝试新的辅食。

▶▶ 思考与练习

一、选择题

（一）单项选择题

1. （　　）的宝宝可以添加淡奶口味钙剂。

  A. 3个月　　　　B. 4个月　　　　C. 5个月　　　　D. 6个月　　　　E. 2个月

2. 制造宝宝骨骼的元素有（　　）。

  A. 钙和锌　　　　B. 磷和钙　　　　C. 磷和铁　　　　D. 钙和铁　　　　E. 锌和磷

3. 宝宝缺钙选以下哪种钙源最合适？（　　）

  A. 矿石加工提纯的精致碳酸钙

  B. 动物骨骼中提取的钙

  C. 动物的肝脏

  D. 海洋生物中的钙

  E. 晒太阳补钙

4. 宝宝厌奶期会持续多长时间？（　　）

  A. 15天左右　　　B. 一个月　　　　C. 一个星期　　　D. 两个月　　　　E. 三个月

5. 6月龄宝宝出现面色苍白、精神不振、烦躁是缺乏（　　）的表现。

  A. 锌　　　　　　B. 钙　　　　　　C. 铁　　　　　　D. 维生素B　　　E. 磷

（二）多项选择题

1. 宝宝6个月的时候可以添加的辅食有（　　）。

  A. 米粉　　　　　B. 小米粥　　　　C. 果汁　　　　　D. 海鲜汤　　　　E. 蔬菜汁

2. 4月龄宝宝缺钙的症状有（　　）。

  A. 厌食　　　　　B. 手脚抽搐　　　C. 枕秃　　　　　D. 夜啼　　　　　E. 出汗

3. 6月龄宝宝不建议添加的辅食有（　　）。

  A. 米粉　　　　　B. 鸡蛋黄　　　　C. 蔬菜泥　　　　D. 水果泥　　　　E. 肉泥

4. 母乳的营养特点包括（　　）。

  A. 母乳营养全面

B. 母乳富有免疫性物质

    C. 含有激素和生长因子

    D. 可促进婴儿的生长发育

    E. 母乳内的维生素和矿物质含量较丰富

5. 6月龄的宝宝可以添加辅食的信号有（   ）。

    A. 宝宝口水明显增多

    B. 宝宝表现出对辅食的兴趣

    C. 挺舌反应消失

    D. 给足奶量但宝宝的体重在一段时间内没有一点增长

    E. 宝宝可以在家长的帮助下坐起来，并开始有手眼口协调能力

二、判断题

1. 宝宝最好的喂养方式是母乳喂养，因为母乳的营养丰富，能够满足6个月以内宝宝生长发育的需要。（   ）

2. 配方奶粉中的蛋白质是以乳清蛋白为主，极易消化吸收，牛磺酸含量比较丰富，可促进大脑发育。（   ）

3. 如果是纯母乳喂养的宝宝4个月以后就可以开始添加辅食。（   ）

4. 提前添加辅食，会提前降低奶量的摄入，造成主要营养的吸收不足。（   ）

5. 任何年龄均可出现缺铁性贫血，以6个月至2岁最多见，发病缓慢，其临床表现随病情轻重而有所不同。（   ）

三、简答题

1. 简述给宝宝过早添加辅食和过晚添加辅食的危害。

2. 请简述缺铁性贫血的主要病因和预防。

四、实训任务

    灵灵家的宝宝六个月了，到了应该添加辅食的月龄了，这一天灵灵给宝宝弄了一个肉泥加了一点核桃油，可宝宝吃完后身上突然冒起了红疹，灵灵不知所措。

    （1）灵灵家的宝宝出现了什么情况？

    （2）应该怎样解决？

模块四
7～9月龄宝宝的饮食与营养

》 模块导读

　　进入7个月的宝宝能够抬头、开始学习如何坐等，需要更多的营养和能量。《托育机构婴幼儿喂养与营养指南（试行）》明确指出："托育机构应与家庭配合，为实现母乳喂养提供便利条件，尽量采用亲喂母乳喂养。在母乳喂养同时为婴幼儿提供适宜的辅食。"因此，该阶段应科学地添加7～9月龄宝宝辅食，积极补充身体所需能量，促进宝宝身体发育和大动作发展。本模块主要介绍了7～9月龄宝宝的营养需求、营养原则和饮食特点，同时呈现出种类繁多的膳食安排。

》 学习目标

1. 掌握7～9月龄宝宝的营养特点和辅食添加原则。
2. 能根据7～9月龄宝宝的饮食特点和配餐原则进行合理膳食安排。
3. 提高对7～9月龄宝宝饮食与营养的重视意识，爱护7～9月龄宝宝。

》 内容结构

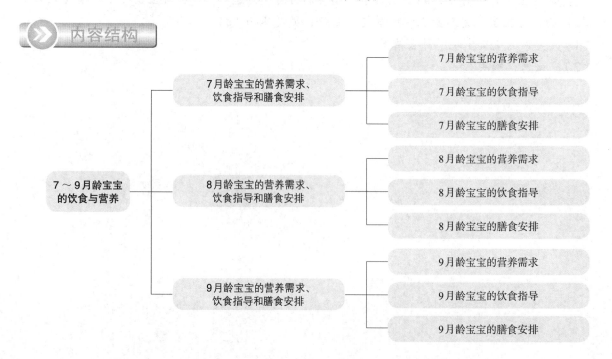

任务一　7月龄宝宝的营养需求、饮食指导和膳食安排

7月龄宝宝正处于生长发育的黄金时间，只有科学全面地认识宝宝均衡营养的重要性，才能从实际出发，在日常饮食中有意识地做到科学搭配。

一、7月龄宝宝的营养需求

1.7月龄宝宝的营养特点

7月龄宝宝的主食为母乳和代乳食品，奶量保持在每天600～800毫升，每天3～5次。由于母乳中的维生素、铁、钙等营养物质已经不能满足宝宝的需求，所以需要增添更多辅食。随着宝宝乳牙的萌出，宝宝具备了咀嚼能力，舌头也有了搅拌功能，在添加辅食方面，可以更加丰富多样、荤素搭配，如可以在粥内加入少许碎菜叶、肉末等，米粉、菜（果）泥可以更稠一些，品种可以尽量增加。

如果要添加蛋黄，可以从1/4、1/3、1/2、1的顺序加起。考虑到矿物质含量和宝宝消化能力，在添加肉类的时候，可先选择鸡肉、羊肉，其次是牛肉，最后是猪肉。在出牙时期，还可以给宝宝吃小饼干、烤馒头片等，锻炼宝宝的咀嚼能力，这也会增加宝宝对食物的兴趣。

7月龄的宝宝要注意肠胃疾病，在饮食上宝宝的辅食更丰富了，但宝宝胃肠道娇嫩，适应性差，所以容易出现肠胃方面的疾病。要注意预防腹泻、腹胀或者缺乏食欲等情况的出现。家长要保证每天宝宝的饮食量适当，不能喂食过饱，同时还要注意辅食的干净卫生。

7月龄的宝宝要注意钙的吸收是否充足，钙元素对宝宝的成长起到至关重要的作用。7月龄的宝宝开始慢慢断奶且添加辅食，这个阶段很容易导致宝宝营养吸收不足，若钙吸收不足会影响宝宝的骨骼发育。

2.7月龄宝宝的辅食添加原则

（1）坚持辅食添加的多样化原则。7月龄的宝宝有的已萌出门牙，因此辅食中需要添加固体食物，这样有助于锻炼宝宝的咀嚼能力，并有利于宝宝的牙齿及牙槽的发育。此外，增加辅食要秉承多样化原则，如粥、软面条、全蛋、肝泥、碎肉末、豆腐、煮红薯、煮芋头、鱼肉、虾肉、切碎的豆腐干、动物血、饼干、烤馒头片等，都可以给宝宝尝试，这样宝宝长大后才不易偏食和挑食。

（2）辅食添加兼顾进食习惯养成。辅食期是宝宝学习进食和养成良好进食习惯的关键时期。应专门制作适合宝宝各月龄段的食谱，不能随便把成人的饭菜喂给宝宝，以免引起宝宝消化不良，造成日后偏食、挑食的不良习惯及断奶困难。辅食的添加对于7月龄的宝宝而言十分重要，家长既要考虑辅食的营养问题，也要照顾到宝宝饮食喜好。添加的辅食品种尽量要丰富多样，做到荤素科学搭配。

（3）从少量到多量。每次给宝宝添加新的食品时一天只能喂一次，而且量不要大。如加蛋黄时先给宝宝喂1/4个，三四天后宝宝没有什么不良反应而且在两餐之间无饥饿感、排便正常、睡眠安稳，再增加到半个蛋黄，以后逐渐增至整个蛋黄。

（4）从细小到粗大。宝宝的食物颗粒要细小，这不仅可以锻炼宝宝的吞咽功能，为以后逐步过渡到固体食物打下基础，还可以让宝宝熟悉各种食物的天然味道，逐渐养成不偏食、不挑食的好习惯。另外，在宝宝快要长牙或正在长牙时家长可把食物的颗粒逐渐做得粗大，这样有利于促

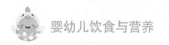

进宝宝牙齿的生长。

（5）从稀疏到黏稠。家长应该根据宝宝消化系统的发育情况及牙齿的生长情况逐渐过渡辅食形态，即从菜汤、果汁、米汤过渡到米糊、菜泥、果泥、肉泥，再过渡到软饭，小块的菜、水果及肉，帮助宝宝吸收，避免发生消化不良的情况。

3. 7月龄宝宝的特殊营养需求

7月龄宝宝体内的铁质消耗增加，加上生长发育速度加快，宝宝可能会有缺铁的问题，家长可以在日常辅食中补充富含铁的食物，如可以给宝宝喂食肝泥或鱼泥。

均衡膳食能提供婴幼儿发育需要的足量微量元素，如果宝宝确实缺乏某种微量元素，最好是通过食物进行补充。比如：补铁可多吃动物肝脏及肉类；补锌可多吃一些动物肝脏及贝壳类海产品；补碘可通过海苔、海带等。7月龄宝宝可添加的辅食种类不断增加，可以搭配宝宝辅食食谱，有针对性地通过食疗给宝宝补充微量元素。

4. 常见婴幼儿营养相关性疾病——营养性巨幼细胞性贫血

宝宝铁缺乏容易引起营养性缺铁性贫血，如果是维生素B_{12}或叶酸缺乏则会引起巨幼红细胞性贫血。

其主要临床特点是贫血，红细胞的减少比血红蛋白的减少更为明显，红细胞的胞体变大，骨髓中出现巨幼红细胞，用维生素B_{12}和叶酸治疗有效。巨幼红细胞性贫血在农村部分地区较常见，且多见于婴幼儿，小于2岁者占96%以上，起病缓慢。这也是值得我们关注的儿童营养缺乏性疾病之一。

（1）病因。

① 维生素B_{12}和叶酸摄入量不足：单纯母乳喂养的宝宝如果不及时添加辅食，配方奶喂养的宝宝喂养不当，或者是辅食添加以后有严重偏食的婴幼儿，其饮食中缺乏肉类、动物肝脏、肾脏及蔬菜等，均可导致维生素B_{12}和叶酸缺乏。

② 需要量增加：婴儿生长发育较快，对叶酸、维生素B_{12}的需要量也增加，严重感染者维生素B_{12}的消耗量增加，需要量相应增加。

（2）临床表现。

营养性巨幼细胞性贫血以6个月至2岁婴幼儿多见，起病缓慢。常见的临床表现包括：多呈虚胖或颜面轻度水肿，毛发纤细、稀疏、黄色，严重者皮肤有出血点或瘀斑。皮肤常呈蜡黄色，睑结膜、口唇、指甲等处苍白，偶有轻度黄疸。宝宝精神状态上可能还会呈现疲乏无力、烦躁不安、易怒等症状。

（3）营养性巨幼细胞性贫血的预防。营养性巨幼细胞性贫血主要的预防方法首先是改善哺乳母亲的营养，其次婴儿应及时添加辅食，注意饮食均衡，最后应及时治疗肠道疾病，注意合理使用抗叶酸代谢药物。

二、7月龄宝宝的饮食指导

1. 7月龄宝宝的饮食特点

7月龄的宝宝可继续吃母乳，但是因为母乳中所含的营养成分，尤其是铁、维生素、钙等已不能满足宝宝生长发育的需要，乳类食品提供的热量与宝宝日益增加的运动量不相适应，不能满足宝宝的需要。因此，无论是母乳喂养还是人工喂养，7月龄的宝宝已经进入离奶的中期了，奶量保留在每天500毫升左右就可以了。添加的辅食品种要丰富多样，做到荤素搭配，注意不要让宝宝养成偏食的习惯。

7月龄的宝宝咀嚼食物的能力逐渐增强，消化功能也逐渐增强，因此可以在粥内加入少许碎菜叶、肉末等。但要注意，在给宝宝添加碎菜、肉末时，要从少量逐步增加。在出牙期还要继续给宝宝吃小饼干、烤馒头片等，让宝宝练习咀嚼。

2. 7月龄宝宝的配餐原则

7月龄的宝宝可以开始添加鱼肉，但注意一定要把鱼刺剔净。食量大的宝宝下午可增加喂奶、水果等。但是辅食切忌口味过重，否则容易造成宝宝挑食偏食。熬制花式粥时辅料要成末、成茸让宝宝容易吞咽消化。7月龄宝宝辅食配餐原则应注意以下4点。

（1）辅食配餐坚持由少到多的原则。辅食添加量可以由少量开始逐渐增多，当宝宝愿意吃并能正常消化时再逐渐增加，如宝宝不肯吃某种辅食，家长也不要勉强地喂，可以过2～3天再尝试。

（2）辅食配餐坚持因人而异的原则。家长要根据季节和宝宝身体状况来添加辅食，并一样样地增加品种，如宝宝大便变稀，要暂停增加辅食，待恢复正常后再增加。另外，在炎热的夏季和宝宝身体不好的情况下不要添加辅食，以免宝宝产生不适。

（3）辅食配餐坚持安全卫生的原则。添加辅食时要注意卫生，婴儿餐具要固定专用，除注意认真洗刷外还要每日消毒，喂饭时家长不要用嘴边吹边喂，更不要先在自己的嘴里咀嚼后再吐喂给宝宝，这种做法很容易把疾病传染给宝宝。

（4）家长给宝宝喂辅食时要锻炼宝宝逐步适应使用餐具，为以后独立用餐具做好准备，一般7月龄的宝宝就可以开始用杯子或碗喝水了。

3. 7月龄宝宝的辅食烹调禁忌

在给7月龄宝宝烹调辅食时，要注意辅食中不要放盐和味精等调味品，由于宝宝很多器官机能的发育不完善，所以饮食上也要注意一些禁忌。

第一，不能给宝宝盲目食用强化食品。当前，市场上供应的婴幼儿食品中，有很多经过强化的食品。倘若盲目地选购强化食品给婴幼儿食用，会有中毒的危险。家长应仔细阅读食品外包装上所标明的营养素含量。如遇几种食品中强化营养素是一样的，就只能选购一种，否则会对婴幼儿有害。必要时家长应征求医生或专家的意见。

第二，添加辅食的过程中，不能强填硬塞。婴幼儿在正常情况下知道饥饱，家长应多尊重宝宝的意愿，由他们自己定食量，不要强迫宝宝进食，否则宝宝会产生逆反心理，过于强求还容易使宝宝消化不良。

三、7月龄宝宝的膳食安排

无论是母乳还是配方奶，7月龄宝宝的主食仍以乳类食品为主，代乳食品只能作为一种试喂品让宝宝练习吃，每天可以添加2次以上辅食。这个时期的宝宝容易接受各种不同口味，至少要从下列四类食品中选一种，尽量使宝宝营养平衡。

（1）淀粉：如面包粥、米粥、面条、薯类、通心粉、麦片粥、糕点等。

（2）蛋白质：如鸡蛋黄、鸡肉、鱼肉、豆腐、干酪、豆类等。

（3）各类蔬菜水果。

（4）油脂类：如黄油、植物油等，还可以加些海藻类食物。点心可以加饼干、面包等。

此外，半固体的食物如米粥或面条，一天只需加一次。粥的营养价值与配方奶、母乳相比要低得多。100克的米粥只能产生约218千焦的热量，而100克的母乳能产生约285千焦的热量，100克加糖牛奶能产生301千焦的热量。米粥中还缺少宝宝生长所必需的动物蛋白，因此，粥或面条一天只加一次，而且要制作成鸡蛋粥、鱼粥、肉糜粥、肝末粥等给宝宝食用。

此外7月龄的宝宝要注意观察体重，可以每隔10天给宝宝称一次体重，如果体重增加不理

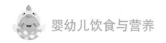

想，奶量就不能减少。体重正常增加，可以停喂一次母乳或配方奶。

1. 7月龄宝宝的餐次和进餐时间安排

7月龄的宝宝每天可喂奶3～4次，每次喂150～200毫升。可以在6：00、13：00、18：00、22：00各喂1次奶。

辅食可以一天添加两次，在9：00～10：00添加第1次辅食，在15：00～16：00添加第2次辅食。

2. 7月龄宝宝可添加的食物建议（见表4-1）

表4-1　7月龄宝宝食物建议

食物类别	食　　　材
主　食	母乳或配方奶
辅　食	白开水、鱼肝油（维生素A、维生素D比例3：1）、水果汁、菜汁、菜汤、肉汤、米粉（糊）、蒸全蛋、菜泥、水果泥、粥、烂面条、肝泥、肉泥、动物血、豆腐

3. 辅食餐次时间表

表4-2　7月龄宝宝辅食餐次时间表

餐次	时间	母乳或配方奶，辅食
上午	6：00	母乳哺乳10～20分钟或配方奶150～180毫升
	8：00	喂蒸全蛋1个，果汁、菜汁或温开水90毫升
	10：00	喂肝泥或肉泥30～60克，白开水50～100毫升
	12：00	喂粥或面条小半碗，菜、肉或鱼占粥量1/3
下午	14：00	母乳哺乳10～20分钟或配方奶150～180毫升
	16：00	喂果泥或菜泥30～60克，温开水或水果汁或菜汁100毫升
	18：00	母乳哺乳10～20分钟或配方奶150～180毫升
夜间	20：00	喂米粉30～60克，温开水、果汁或菜汁30～50毫升
	22：00	母乳哺乳10～20分钟或配方奶150～180毫升
备注：鱼肝油每天1次，每次400 IU		

4. 7月龄宝宝的食谱推荐

7月龄宝宝每天可以添加2次以上辅食。这个月龄的宝宝容易接受各种不同口味，照护者可以尽可能多地给宝宝尝试新辅食并注意观察其有无过敏情况。

1　食谱名称　南瓜小米粥

食材准备　南瓜40克，小米10克，清水130毫升

推荐摄入量　南瓜8克，小米5克

南瓜小米粥　　　胡萝卜蔬菜面条

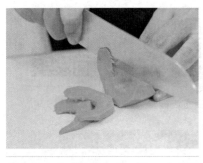

第一步　南瓜洗净去皮，取40克的南瓜切成小块。

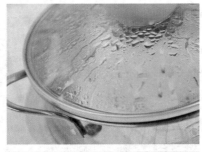

第二步　南瓜上锅蒸15分钟。

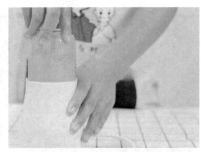

第三步　蒸熟的南瓜上料理机打成泥糊。

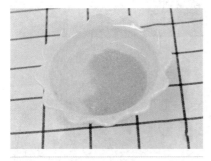

第四步　小米加水淘洗，再加水浸泡10分钟。

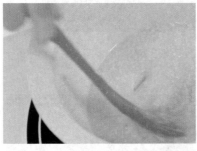

第五步　锅中加水，放入小米煮至软烂（大约20分钟）。

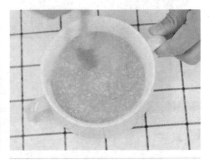

第六步　将南瓜泥倒入煮好的小米糊中拌匀。

2　食谱名称　菠菜猪肝泥

食材准备　菠菜30克，猪肝30克

推荐摄入量　菠菜5克，猪肝5克

制作视频
菠菜猪肝泥

其他食谱视频
黄瓜粒粒面

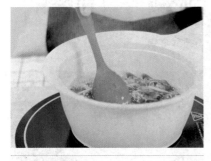

第一步　菠菜洗净、切下菜叶，焯水备用。

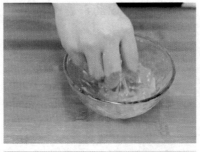

第二步　猪肝切片，加清水反复抓洗。

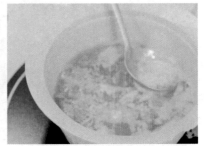

第三步　锅中放入猪肝、姜片，煮至有浮沫后撇去浮沫。

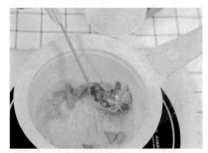

第四步　再换清水煮熟。

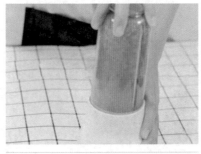

第五步　菠菜、猪肝中加点温水，放入料理机中打成泥。

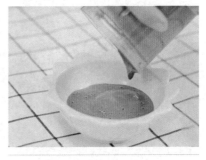

第六步　倒入碗中。

3 食谱名称　三文鱼西红柿米糊

食材准备　三文鱼30克，西红柿30克，米粉8克

推荐摄入量　三文鱼5克，西红柿5克，米粉5克

 制作视频
 其他食谱视频

三文鱼西红柿米糊　　　苹果土豆泥

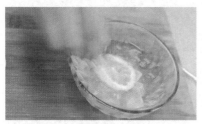

第一步　三文鱼泡柠檬水去腥。

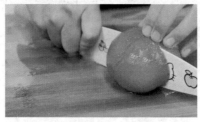

第二步　西红柿划十字，放沸水中烫一下，撕去外皮，切块。

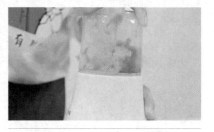

第三步　西红柿和三文鱼上锅蒸熟，放入料理机中打碎。

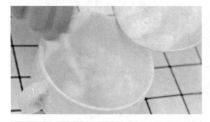

第四步　米粉冲泡成米糊。

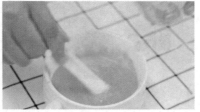

第五步　将三文鱼西红柿泥与米糊搅拌均匀。

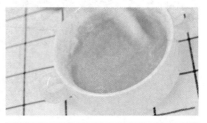

第六步　滴上核桃油拌匀。

4 食谱名称　山药红枣糊

食材准备　红枣5克，小米10克，山药50克

推荐摄入量　红枣2克，小米5克，山药8克

 制作视频
 其他食谱视频

山药红枣糊　　　香芋豆腐泥

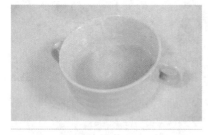

第一步　小米洗净，用冷水泡10分钟。

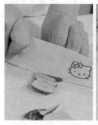

第二步　红枣洗净、去核切片，山药去皮洗净、切成片状。

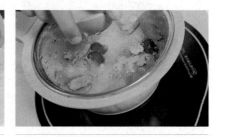

第三步　将红枣、小米和山药冷水下锅煮20分钟。

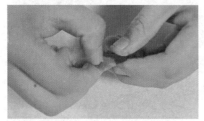

第四步　将红枣挑出来去皮。

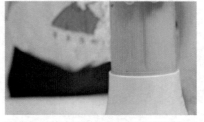

第五步　将所有食材倒入料理机中，搅打成泥。

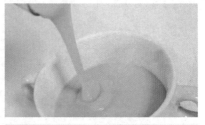

第六步　将红枣山药糊倒出装碗。

5　食谱名称　蛋黄米粉

　　食材准备　鸡蛋1个，米粉10克，70摄氏度温开水50毫升

　　推荐摄入量　鸡蛋10克，米粉5克

蛋黄米粉　　　　　　鳕鱼米糊

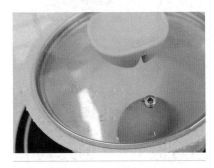
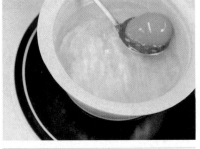
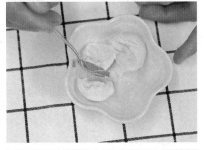

第一步　鸡蛋冷水下锅，水沸煮5分钟，关火再焖3分钟。

第二步　鸡蛋捞出，冷水浸泡。

第三步　剥壳取四分之一蛋黄。

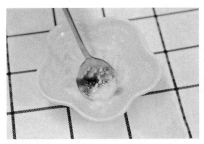
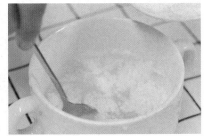
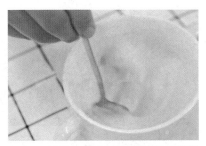

第四步　用温水搅拌稀释。

第五步　冲泡一份米糊。

第六步　将稀释的蛋黄放进米粉搅拌均匀。

6　食谱名称　番茄碎碎面

　　食材准备　番茄1个，面条20克，温开水100毫升

　　推荐摄入量　番茄5克，面条10克

番茄碎碎面　　　　　白菜肉松泥

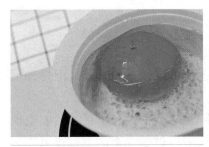
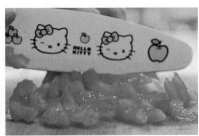
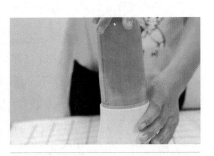

第一步　番茄划十字，开水烫一会去皮。

第二步　将番茄切成丁。

第三步　将番茄丁和100毫升的温开水放入辅食机中打成汁。

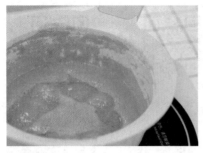

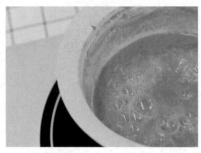

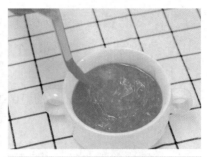

第四步　番茄汁倒入锅中煮开。　　第五步　面条掰碎，放到锅中煮熟。　　第六步　最后加点核桃油即可。

7　食谱名称　**自制磨牙棒**

食材准备　红薯50克，奶粉10克，清水50毫升，面粉100克

推荐摄入量　红薯5克，奶粉10克，面粉20克

自制磨牙棒　　　　猪肝粉

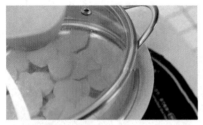

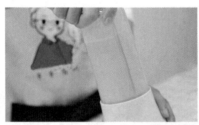

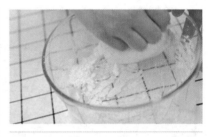

第一步　红薯去皮、切片，锅中加水，红薯上锅蒸熟。

第二步　冲泡一份配方奶，红薯加配方奶进料理机搅打成泥。

第三步　面粉碗中倒入红薯泥，揉成光滑的面团。

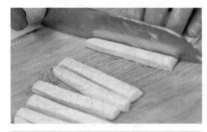

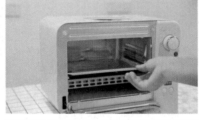

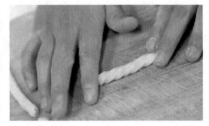

第四步　醒好的面团撒点粉，用擀面杖擀成5毫米厚的面团，切成5毫米宽的小长条。

第五步　烤盘上铺上锡纸，烤箱180度预热5分钟。

第六步　把小长条搓成麻花状，上下火180度烤20分钟即可。

5.过敏宝宝特殊食物预警

7月龄的宝宝添加一段时间辅食以后，可以尝试添加蛋黄。蛋黄可以较好地补铁，但是并不适合所有的宝宝食用，如果食用不当还会使宝宝产生过敏反应。

宝宝如果对蛋黄过敏，身上会起成片的红点，有的宝宝会有腹泻的症状，还有的宝宝表现为嘴角发红。在停止添加蛋黄之后，部分宝宝的过敏现象会有所缓解。过敏严重的宝宝很可能会出现呼吸困难的症状，甚至会有生命危险，此时必须立即带宝宝到医院治疗。

蛋黄过敏和其他的食物过敏原理一样，均属于免疫系统的过敏反应。在宝宝食用蛋黄后，身体对蛋黄产生了抗体，身体内的免疫系统把蛋黄当中的某些物质视为危险物，会制造抗体免疫球蛋白E对蛋黄进行抵御，而抗体产生的同时，还会释放一种叫组胺的化学品，这种物质会对宝宝的呼吸系统、胃肠系统以及心血管系统都造成影响，所以会引起宝宝过敏。

婴幼儿时期的宝宝最易发生蛋黄过敏，但是随着宝宝的成长，其身体免疫系统逐渐成熟，胃肠道功能也有了很大的提升，一般在宝宝5岁之后，这种过敏反应会自然消失。

如果家长想给宝宝吃蛋黄又担心过敏反应，最好在宝宝8个月大的时候再添加。第一次吃蛋黄的时候，应该先给宝宝吃1/4，观察2～3天之后，如果宝宝没有任何过敏的现象再逐步增加蛋黄的添加量。一旦宝宝出现了过敏反应，必须立即停食，并且采取相应的措施。

任务二 8月龄宝宝的营养需求、饮食指导和膳食安排

8月龄的宝宝运动量变大，需要补充足够的热量，热量可以从母乳或者奶粉中摄取，也可以通过吃蛋白质类食物获取，但是切记不要过量食用，以免宝宝消化不良。可以给宝宝吃谷物或碳水化合物，来维持宝宝的基本维生素或矿物质的吸收。同时日常生活中也要给宝宝补充水分，不要因为母乳或奶粉量的递减而减少宝宝对水分的摄取。

一、8月龄宝宝的营养需求

1. 8月龄宝宝的营养特点

8月龄宝宝需要补充的营养包括以下五方面。

（1）热量。8月龄宝宝的体重如果大幅度增加，80%是摄取了过多的热量，如果宝宝很瘦小或发育很慢，很可能是热量不足。8月龄宝宝所需的热量开始大部分从母乳或奶粉中摄取，逐渐转变为从固体食物中摄取。

（2）蛋白质。肉、鸡、鱼以及豆腐中都含有优质蛋白质，可以把这些做成辅食喂给宝宝，但一次不要太多，应给宝宝调剂着吃。

（3）谷类和其他碳水化合物。一天给宝宝吃2～4匙的谷类食品，就能提供8月龄宝宝基本的维生素、矿物质及蛋白质。可以选择谷类食物中的全谷类麦片、米片、粥或面条等给宝宝食用。

（4）水分。不要因为母乳或奶粉量的递减而让宝宝减少对水分的摄取，尤其在夏天，更要给宝宝多喂水或稀释过的果汁。

（5）铁质。由于8月龄宝宝体内储存的铁质已快要耗尽，需及时给他们补充含铁质的食物，如肉类、动物肝脏等。

2. 8月龄宝宝的辅食添加原则

8月龄的宝宝即使母乳充足，也应该逐渐实行"半断奶"，这个时期可以给宝宝添加辅食，并且最晚不能晚于8月龄添加。虽然8月龄宝宝可以尝试的辅食种类更加丰富，但还是不能吃成人的饭，要避免让宝宝接触有调味品的食物，不能吃不易消化吸收和不新鲜的食物，可以选择给宝宝提供营养价值较高、加工精细的混合状泥糊食品。

（1）奶量基本不减少。8月龄宝宝每餐添加辅食量以奶量基本不减少为原则，因为辅食量过多，势必使每餐奶量减少，从而影响宝宝发育。在添加辅食的过程中如果宝宝生病，可以暂时停止添加，待其康复以后再重新开始添加辅食。

（2）坚持每次只添加1种新辅食。给宝宝添加辅食时，最好一次只增加一种新的辅食，之后要观察宝宝的消化状况，如发现宝宝有大便异常或其他情况，要暂停喂这种辅食。

（3）坚持辅食量由少到多。每添加一种新的辅食，必须先从少量喂起，同时要仔细观察宝宝，如果没有什么不良反应，可以逐渐增加。

3.8月龄宝宝的特殊营养需求

（1）蛋白质。8月龄宝宝体内的消化酶已经可以充分消化蛋白质了，这时可以开始给宝宝多喂些蛋白质丰富的辅食，让宝宝吸收足够的蛋白质从而满足自身的生长发育需求，如肉类及豆腐等。

（2）铁质。8月龄宝宝仍然容易缺铁，此时可以通过食疗改善，如猪肝的铁含量非常高，可以多吃猪肝。还可以吃蛋黄，注意给宝宝吃蛋黄时要配水喝，否则容易噎着。在给宝宝补充含铁质的食物时，还应该让多吃一些富含维生素C的水果，如猕猴桃、鲜枣还有柑橘等，这些可以提高铁的吸收率。

（3）钙质。8月龄宝宝进入长牙期，对钙的消耗量日益增大，需要及时为宝宝添加富含钙的辅食，如蛋黄、鱼泥、虾泥、紫菜、海带、豆浆等。除了铁和钙，还得有富含维生素和锌的食物进行合理搭配，以帮助提供宝宝大脑发育所需的营养。

4. 常见婴幼儿营养相关性疾病——蛋白质-能量营养不良

由于各种原因引起的蛋白质和（或）热能摄入不足或消耗增多引起的营养缺乏病，又称蛋白质-能量营养不良（PEM），多见于3岁以下婴幼儿。根据临床表现，可分为消瘦型（由于热能严重不足引起）、水肿型（由于严重蛋白质缺乏引起）和混合型（又称消瘦-水肿型，临床表现介于两者之间）。我国儿童以消瘦型营养不良多见，混合型营养不良次之，水肿型营养不良较为罕见。目前儿童营养不良在全球范围内仍是威胁儿童生长健康的一个重要疾病，在许多第三世界国家，营养不良仍是儿童死亡的主要原因，约占儿童死亡起因的1/3。

因为喂养不当和（或）小儿饮食习惯不良，如偏食、挑食等，轻至中度的营养不良发病率仍较高，且轻症及早期营养不良的症状和体征不典型，易漏诊，必须通过详细询问病史、细致的体格检查以及结合实验室检查进行诊断。一旦婴儿出现营养不良，如果不能及时纠正，会严重影响宝宝的生长、智力发育及免疫功能，使之易患各种感染性疾病，应引起家长和照护者的足够重视。

（1）病因。随着我国经济水平的不断提升，食物贫乏、供给不足引起的营养不良已很少见，喂养不当成为原发性营养不良的最主要原因；如母乳不足而未及时添加其他富含蛋白质的牛奶，奶粉配制过稀，突然停奶而未及时添加辅食，长期以淀粉类食品（粥、米粉等）喂养等。较大儿童的营养不良多为婴儿期营养不良的延续，或因不良的饮食习惯，如偏食、挑食、吃零食过多、神经性厌食等引起。

（2）临床表现。营养不良的早期表现为消瘦、水肿等，可导致儿童生长发育障碍、机体抵抗力降低，重者死亡。主要表现为淡漠、嗜睡、厌食、动作缓慢。面部、四肢、会阴皮肤干燥，伴色素沉着，角化过度，呈鱼鳞状。头发稀疏、干燥无光泽，质脆易折断。低体温、低血压、低体重，因有全身水肿，有时体重可正常，心动过缓，肝肿大，可有胸水、腹水、四肢消瘦，水肿，轻度贫血，同时伴有维生素缺乏的表现。

（3）蛋白质-能量营养不良的预防。① 合理喂养。应大力提倡母乳喂养，对母乳不足或不宜母乳喂养者应及时给予指导，采用混合喂养或人工喂养并及时添加辅助食品；纠正婴幼儿偏食、挑食、吃零食的不良习惯，早餐要吃饱，午餐应保证供给足够的能量和蛋白质。

② 可以推广应用生长发育监测图。定期测量婴幼儿体重，并将体重值标在生长发育监测图上，如发现体重增长缓慢或不增，应尽快查明原因，及时予以纠正。

二、8月龄宝宝的饮食指导

1.8月龄宝宝的饮食特点

8月龄宝宝的食物仍然以母乳或配方奶为主，但随着月龄的逐渐长大，母乳或配方奶所供给的热量和营养素明显不足，所以辅食的丰富性和搭配性对于8月龄宝宝也显得尤为重要。同时，8月龄宝宝的消化系统日渐成熟，可以接受的食物种类也更加丰富，膳食可以慢慢地由泥糊状向颗粒状、碎粒状转变，并为断去母乳喂养做准备。

8月龄的宝宝可以逐渐添加牛奶、饼干、果汁、蛋花、鱼肉末、菜面、粗菜泥或碎菜，也可以喂豆腐粥、米粥等粥状物来代替米粉、米糊。水果可以切成手指状或者片状给宝宝啃咬，或者切成碎粒、压成泥。可以给宝宝适当补充鱼肝油，促进钙的吸收，预防婴幼儿佝偻病。

2. 8月龄宝宝的配餐原则

8月龄宝宝的配餐饮食要以营养均衡、荤素搭配、从少到多为原则。可以让宝宝吃一些蔬菜泥和水果泥，如将蔬菜煮熟，做成蔬菜泥给宝宝食用，也可以将水果蒸熟或煮烂给宝宝制成水果泥。还可以将鸡蛋黄放入适量的温开水中稀释后给宝宝食用，同时可以给宝宝添加米粉、肝粉、鱼松等。这样能够保持宝宝的营养均衡，有效地促进宝宝身体生长和发育。

3. 8月龄宝宝的辅食烹调禁忌

8月龄宝宝在辅食添加方面有一些禁忌，如避开热带水果、海鲜以及部分坚果等容易引起过敏的食物。给宝宝做辅食的时候，还要注意不可以添加各种各样的调味料。鱼的营养价值非常高，不过在给8月龄宝宝吃鱼肉的时候，要把里面的鱼刺以及鱼骨去除干净，避免宝宝喉部卡刺。

给8月龄宝宝添加辅食的时候，要注意蔬菜与水果必须切碎，特别是含有丰富纤维的蔬菜，不然容易导致宝宝吞咽危险。由于8月龄宝宝的消化系统还没有完全发育好，因此要少食多餐，荤素搭配，荤食不可以过多。同时要注意辅食不能由细到粗冒进地过渡，必须要放慢速度。

三、8月龄宝宝的膳食安排

8月龄宝宝需要大量的营养物质，比如淀粉和蛋白质。家长可以让这个月龄段的宝宝吃一些主食。刚开始宝宝还不能吃米饭，家长可以给宝宝煮粥，如瘦肉粥和猪肝粥，而且最好中午喝，如宝宝不适应，可及时调整。

1. 8月龄宝宝的餐次和进餐时间安排

8月龄的宝宝每天可喂奶3~4次，每次喂150~200毫升。可以在6:00、13:00、18:00、22:00各喂1次奶。辅食可以一天添加两次，在9:00~10:00添加第1次辅食，在15:00~16:00添加第2次辅食。

2. 8月龄宝宝可添加的食物建议（见表4-3）

表4-3　8月龄宝宝食物建议

食物类别	食　材
主　食	母乳或配方奶
辅　食	白开水、鱼肝油（维生素A、维生素D比例3:1）、水果汁、菜汁、菜汤、肉汤、米粉（糊）、蒸全蛋、菜泥、水果泥、粥、烂面条、肝泥、肉泥、动物血、豆腐

3. 辅食餐次时间表（见表4-4）

表4-4　8月龄宝宝辅食餐次时间表

餐次	时间	母乳或配方奶，辅食
上午	6:00	母乳哺乳10~20分钟或配方奶150~180毫升
	8:00	喂蒸全蛋1个，果汁、菜汁或温开水90毫升

餐次	时间	母乳或配方奶，辅食
上午	10：00	喂肝泥或肉泥30～60克，白开水50～100毫升
	12：00	喂粥或面条小半碗，菜、肉或鱼占粥量1/3
下午	14：00	母乳哺乳10～20分钟或配方奶150～180毫升
	16：00	喂果泥或菜泥30～60克，温开水、果汁或菜汁100毫升
	18：00	母乳哺乳10～20分钟或配方奶150～180毫升
夜间	20：00	喂米粉30～60克，温开水、果汁或菜汁30～50毫升
	22：00	母乳哺乳10～20分钟或配方奶150～180毫升
备注：鱼肝油每天1次，每次400 IU		

4.8月龄宝宝的食谱推荐

从宝宝8个月起，母亲的母乳量开始减少，有些母亲的奶量虽然没有减少，但质量已经下降。所以，这个阶段必须给宝宝增加辅食，以满足其生长发育的需要。宝宝8个月时，消化蛋白质的胃液已经充分发挥作用，所以可适当多吃一些富含蛋白质的食物，如豆腐、奶制品、鱼、瘦肉等。宝宝吃的肉末必须是新鲜瘦肉，可剁碎后加佐料蒸熟吃。

1 **食谱名称**　胡萝卜疙瘩汤

食材准备　胡萝卜40克，白菜10克，鸡蛋1个，面粉50克，温水120毫升

推荐摄入量　胡萝卜5克，白菜5克，鸡蛋10克

胡萝卜疙瘩汤　　　小米燕麦红枣粥

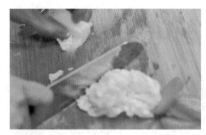
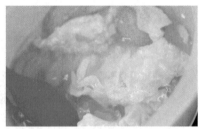
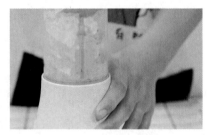

第一步　胡萝卜洗净切片，白菜洗净切叶。

第二步　胡萝卜、白菜放入锅中煮熟，分别捞出。

第三步　胡萝卜放入料理机，加温水搅打成泥，再加面粉搅拌成糊。

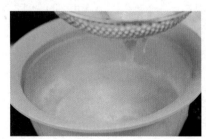
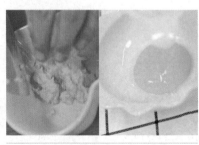
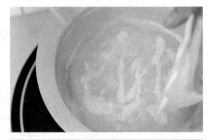

第四步　锅中加水烧开，面糊过筛漏到锅里。

第五步　白菜切碎，蛋黄分离打散。

第六步　把青菜切碎放一起煮，加鸡蛋黄搅拌煮开即可。

2 食谱名称　红薯鸡蛋小松饼

　　食材准备　红薯1个，鸡蛋2个，面粉20克

　　推荐摄入量　红薯5克，鸡蛋黄10克

制作视频

其他食谱视频

红薯鸡蛋小松饼　　　　鲜虾丸

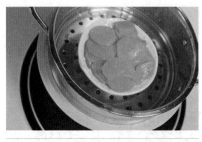

第一步　红薯洗净去皮、切块，上锅蒸熟后取出晾凉。

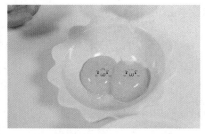

第二步　取出两个蛋黄。

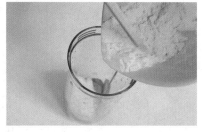

第三步　料理机中放入红薯、蛋黄、面粉，搅拌均匀。

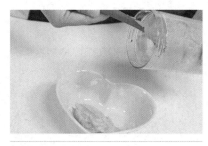

第四步　搅打成泥，取出备用。

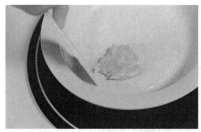

第五步　起锅刷油，倒入适量红薯鸡蛋泥，两面各煎成小饼状。

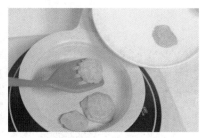

第六步　盛出。

3 食谱名称　豆腐蔬菜饼

　　食材准备　鸡蛋1个，豆腐30克，青菜10克，西红柿50克，面粉20克

　　推荐摄入量　鸡蛋5克，豆腐5克，青菜5克，西红柿5克

制作视频

其他食谱视频

豆腐蔬菜饼　　　　山药苹果蛋黄球

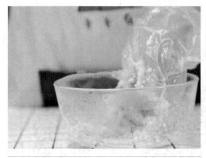

第一步　豆腐放入锅中煮5分钟，捞出捏碎。

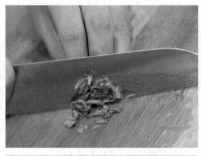

第二步　西红柿烫去外皮，西红柿、青菜切碎。

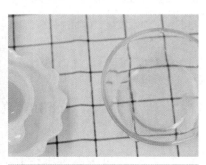

第三步　鸡蛋分离蛋黄。

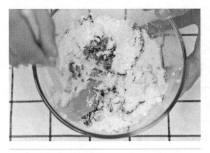
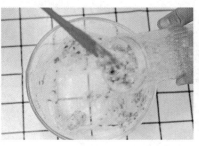
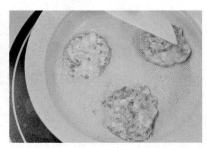

第四步　碗中加入豆腐、青菜、西红柿、面粉、蛋黄搅拌均匀。

第五步　搅拌好的豆腐泥装入裱花袋中。

第六步　热锅刷油，挤入豆腐泥按压摊成饼，两面各煎2分钟。

4　食谱名称　胡萝卜手指饼

食材准备　胡萝卜50克，鸡蛋1个，清水50毫升，低筋面粉50克

推荐摄入量　胡萝卜5克，鸡蛋10克

胡萝卜手指饼　　西蓝花蒸蛋

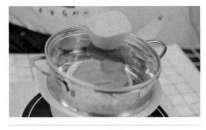
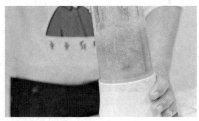
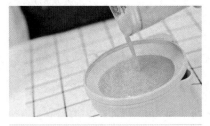

第一步　胡萝卜洗净切片，上锅蒸15分钟。

第二步　胡萝卜放入料理机，加温水搅打成泥。

第三步　胡萝卜过滤出汁。

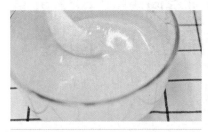
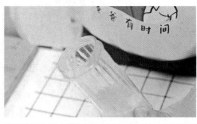
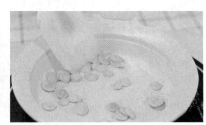

第四步　加入鸡蛋、面粉搅打均匀。

第五步　装入裱花袋备用。

第六步　平底锅不刷油，挤入小豆豆型饼干，小火煎熟。

5　食谱名称　红枣山药蒸糕

食材准备　鸡蛋1个，山药50克，红枣5个

推荐摄入量　鸡蛋10克，山药5克，红枣2克

红枣山药蒸糕　　小米红枣粥

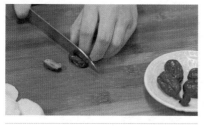

第一步　山药洗净去皮，切块，红枣去核。

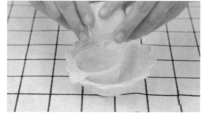

第二步　将蛋黄分离出来。

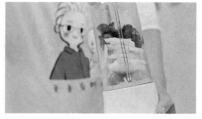

第三步　红枣、山药和蛋黄一起放入料理机中搅打3分钟。

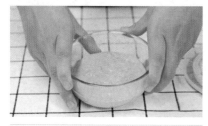

第四步　碗四周刷油，倒入泥糊，盖上盖子后打开出气孔。

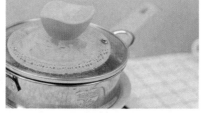

第五步　锅中加水，水开蒸20分钟，关火再焖5分钟。

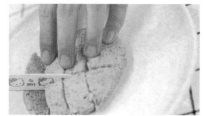

第六步　出锅切小块。

6　食谱名称　**猪肝土豆球**

食材准备　土豆70克，苹果50克，猪肝粉3克

推荐摄入量　土豆10克，苹果5克，猪肝粉3克

制作视频

其他食谱视频

猪肝土豆球　　　　鸡肉末蔬菜蛋羹

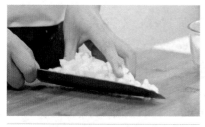

第一步　土豆、苹果、洗净去皮，切碎备用。

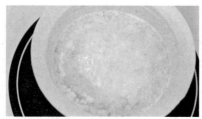

第二步　锅中加水，苹果、土豆放入锅中煮20分钟。

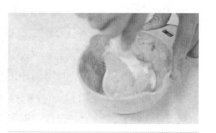

第三步　捞出沥干水分，放入研磨碗中捣烂。

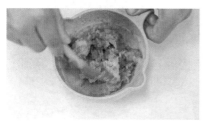

第四步　将猪肝粉放入土豆苹果泥中拌匀。

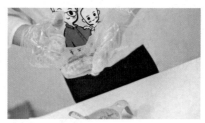

第五步　一次取一点，团成小球。

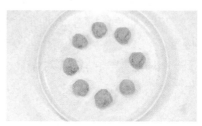

第六步　装盘。

7 食谱名称 **胡萝卜鲜虾肠**

食材准备 鲜虾10只，胡萝卜30克，淀粉5克，鸡蛋1个

推荐摄入量 鲜虾5克，胡萝卜5克，淀粉5克，鸡蛋10克

胡萝卜鲜虾肠　　　　牛肉汁蒸山药泥

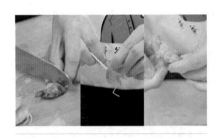

第一步 明虾去壳、去头、去虾线，剥出虾仁。

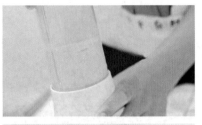

第二步 将虾仁、鸡蛋、淀粉放入料理机搅打成泥。

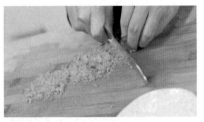

第三步 胡萝卜切碎。

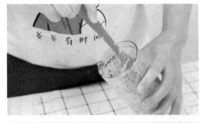

第四步 将胡萝卜放入虾泥搅拌均匀，装入裱花袋中。

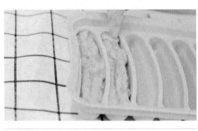

第五步 在磨具中刷油，挤入肉肠。

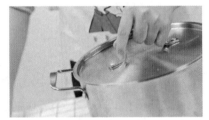

第六步 上锅蒸15分钟后装盘。

5. 过敏宝宝特殊食物预警

8月龄的宝宝辅食中已经可以添加一些肉类，但海鲜还是应谨慎选择，避免宝宝发生过敏。此外，在宝宝1岁之前，应谨慎使用调味剂、调味品，尤其是盐、鸡精等。虽然8月龄的宝宝已经可以吃很多辅食，但母乳和配方奶要继续喂养，且应作为核心的营养来源。

预防宝宝食物过敏应注意以下四点：

（1）每添加一样辅食，应该相隔3～5天，如果宝宝对新增加的辅食有过敏反应，家长可以了解和分辨具体是哪一种食物引起过敏。

（2）给宝宝选购食品时要留意加工食品的食品成分，含有牛奶、大豆、海产品、小麦和花生成分的食品要谨慎购买。

（3）如果给宝宝添加辅食的过程中发现宝宝对鸡蛋过敏，建议等宝宝2岁以后再让他尝试接触。

（4）注意预防宝宝对大豆、花生和海鲜过敏，不宜过早让宝宝接触这类食物，应至少等到宝宝1岁后再尝试。

任务三 9月龄宝宝的营养需求、饮食指导和膳食安排

9月龄的宝宝可能已经长出3～4颗小牙齿，具有一定的咀嚼能力，可以适当添加碎菜叶、

面条、肉末等硬食物。但是，因为婴儿的消化能力还不完善，所以要去除粗根、茎，喂鱼的时候也一定要去除刺，以免伤害到宝宝。在添加辅食的过程中，还要注意蛋白质、淀粉、维生素、油脂等营养食物之间的平衡。蔬菜的品种应该多样化一些。除让宝宝继续熟悉各种食物的新味道和感觉外，还应该逐渐改变食物的质感和颗粒大小，从泥糊状食物向固体食物过渡，让辅食取代奶成为独立的一餐。

一、9月龄宝宝的营养需求

1. 9月龄宝宝的营养特点
不少哺乳期的妈妈会发现，在宝宝出生9个月的时候，母乳量开始下降，质量也大不如前。虽然原则上来说，建议母乳喂养至宝宝18个月～24个月，但是由于体质的差异，并不是每个妈妈都做得到。因此，9月龄的宝宝每天所需的营养不能再以母乳为主了，而是需要通过辅食以及配方奶，来满足宝宝每天所需的营养。辅食除每天可以给宝宝两顿粥、面条或烂饭之外，还可添加一些豆制品、菜泥、鱼泥、肝泥等。在宝宝出牙期间，可以继续喂小饼干、烤馒头片等，让宝宝练习咀嚼。

2. 9月龄宝宝的辅食添加原则
（1）遵循由稀到稠、由细到粗的原则。家长可以遵照辅食添加原则，由稀到稠，颗粒由细到粗地给9月龄的宝宝添加辅食。9月龄宝宝的食物质地可稍硬一些，如面包片、馒头片等，方便宝宝练习咀嚼。

（2）注重培养正确的咀嚼方式。这一时期家长可以开始教宝宝正确的咀嚼方式。家长可以坐在宝宝对面，告诉宝宝："来，妈妈一口，你一口。看，吃进去，嚼几下，再往下咽。"家长可以一边说一边示范咀嚼动作。

（3）关注辅食营养搭配。9月龄的宝宝可以开始为断奶作准备，宝宝全天的饮食应种类多样，注意营养搭配，至少有两餐以辅食为主，不要偏食。每周可以加一种新的肉类食物，让宝宝用手取食切成小块的水果、面包等。水、果汁、土豆泥、豆腐、菜汤、婴儿饼干、米糊、米粉、面条、鱼松、肉松、鱼汤、肉末等各类辅食均可给予宝宝，制作上也可进一步复杂。除此以外尤其要注意以下两点：

第一，不要减少奶的摄入量。如果减少奶量，宝宝的体重将减缓增长或完全不增长。因此无论添加什么辅食，1周岁以内的宝宝每天的牛奶摄入量不得少于600毫升。

第二，让宝宝练习咀嚼。咀嚼有利于宝宝胃肠功能发育，帮助出牙，还有利于其头面部骨骼、肌肉的发育。

3. 9月龄宝宝的特殊营养需求
9月龄宝宝的奶量一般在800～1 000毫升，夜间可以不用喂奶。每天除了保证充足的奶量，还应该逐渐过渡到以米、面、奶、蔬菜、鱼、肉、蛋为主的辅食，这些食品有助于满足宝宝的生长发育。适当喂面条、米粥、馒头、小饼干等，可以提高宝宝的热量。经常食用动物血、肝脏类，可以保证宝宝铁的供应。

9月龄的宝宝可以吃许多种类的食物，一天可以添加三次辅食。食物的软硬度以宝宝的牙龈能咬碎的固体食物为佳，如黏稠的粥、面片、菜泥、蛋羹、豆腐末等。虽然这个月龄的宝宝食物摄取量越来越多，但是一天所需的热量仍有三分之一来自乳类，因此母乳要按需喂养，配方奶喂养要定量。

一般情况下9月龄的宝宝可以开始吃断奶食品，不过如果断奶进行得不顺利，也可以持续喂宝宝母乳。断奶后要持续给宝宝使用配方奶，也可以用别的食物来补充营养。如果宝宝对蛋类过

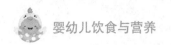

敏，还可以用豆腐或其他豆制品取代。

4.常见婴幼儿营养相关性疾病——儿童单纯性肥胖

儿童单纯性肥胖是由于其长期能量摄入超过人体的消耗，体内脂肪过度积聚、体重超过参考值范围的一种营养障碍性疾病。肥胖不仅影响儿童健康，且与成年期代谢综合征发生密切相关，已成为当今大部分公共健康问题的根源。目前不仅是发达国家及大城市儿童超重和肥胖发病率持续上升，一些发展中国家及农村地区儿童超重和肥胖发生率也有增加趋势，《中国居民营养与慢性病报告（2020）》显示，6岁以下儿童超重和肥胖已高达10%以上。

（1）病因。

① 能量摄入过多是肥胖的主要原因。高能量食物和含糖饮料会增加儿童额外的能量摄入，这是导致儿童发生肥胖的重要原因之一。同时，家庭环境和父母的行为是一个重要的驱动因素，父母的不良饮食行为及生活习惯直接影响儿童的行为。另外，母亲妊娠期营养不良或营养过剩与孩子儿童期及以后的肥胖发生风险相关联，如母亲妊娠期体重增加过多或妊娠期糖尿病，会增加巨大儿的出生率，导致婴幼儿早期超重和肥胖的情况增多。

② 活动量过少，电子产品的流行，久坐（玩电脑、游戏机以及看电视等）。活动过少和缺乏适当的体育锻炼是发生肥胖症的重要因素，即使摄入不多，也可引起肥胖。肥胖儿童大多不喜爱运动，长久下来形成恶性循环。

③ 遗传因素。与环境因素相比较，遗传因素对肥胖发生的影响作用更大。有研究认为，人类肥胖与600多个基因、标志物和染色体区域有关。肥胖的家族性与多基因遗传有关。双亲均肥胖的后代发生肥胖者高达70%～80%；双亲之一肥胖者，后代肥胖发生率约为40%～50%；双亲正常的后代发生肥胖者仅10%～14%。

④ 其他。如进食过快，或饱食中枢和饥饿中枢调节失衡以致多食；精神创伤（如亲人病故或学习成绩差）以及心理异常等因素亦可导致儿童过量进食。

（2）临床表现。

① 单纯性肥胖的宝宝一般缺乏运动、体重基数大和喜好甜食等。

② 一般皮下脂肪分布均匀，体态匀称，手背和足背较厚，口、眼、鼻相对显小。

③ 除肥胖外，身高和骨骼年龄发育正常，或超过同龄儿，智力正常。

④ 体重严重超标的宝宝还会有低氧血症、发绀、运动或劳累后呼吸困难等表现。

（3）儿童单纯性肥胖的预防。

一是要加强健康教育，保持平衡膳食，增加运动。对于有肥胖家族遗传史的儿童，尤其重要。二是儿童肥胖预防要从母亲孕期开始。世界卫生组织建议，预防儿童肥胖应从胎儿期开始，肥胖的预防是全社会的责任。

母亲孕前体脂指数在正常范围，不吸烟，保持可耐受的适度运动。妊娠糖尿病时，要进行精确的血糖控制。产后及婴儿期应母乳喂养至少3个月，推迟引入固体食物和甜食（液体）。家庭应固定吃饭的地点和时间，不要忽略进餐，尤其是早餐，吃饭时不看电视，使用小盘子，并使餐具远离餐桌，避免不必要的甜或油腻的食物和饮料，搬走儿童卧室中的电视机，限制儿童看电视和玩游戏的时间。

二、9月龄宝宝的饮食指导

1.9月龄宝宝的饮食特点

9月龄的宝宝处在长牙的关键时期，这阶段可以继续让宝宝吃泥状、糊状和半固体的食物，同时要让宝宝学会吃菜粥或烂面条，练习咀嚼和吞咽。这个阶段可以让宝宝逐步适应，从而过渡到吃软饭和其他面食。

由于长牙，宝宝的牙床会发痒，喜欢咬东西。妈妈可以在宝宝的食谱中加入一些磨牙的食物，缓解宝宝长牙的不适。如稍硬一些的蔬菜、水果和谷物。

9月龄的宝宝可以开始吃红肉了，家长可以将肉类打成肉泥，也可以熬肉汤或肉粥给宝宝吃，但是要注意烹调肉汤时去除表面的油脂，不要让宝宝只喝汤而忽略了有营养的汤渣。

9月龄的宝宝已经学会爬行，有的甚至开始学走路了。他们的体能消耗较多，因此要适当增加碳水化合物、脂肪和蛋白质类食物。要注意的是，辅食添加时食物每次只能增加一种，等宝宝适应了、无不良反应以后再添加另外一种。

9月龄宝宝可以为断奶作准备，宝宝的全天饮食应具备各种类别，至少有两餐以辅食为主，不要偏食。每周可以加一种新的肉类食物，还可以让宝宝用手取食切成小块的水果、面包等。水、果汁、土豆泥、豆腐、菜汤、婴儿饼干、米糊、米粉、面条、鱼松、肉松、鱼汤、肉末等各类辅食均可给予宝宝，制作上可进一步复杂化，但刺激性食物、坚果以及太甜腻、太咸的食物不宜喂给宝宝。

在安排9月龄宝宝的食谱时，要注意均衡营养，面食、蔬菜、水果和肉类要搭配妥当。另外不能减少奶量，如果戒母乳了可以给宝宝喂配方奶。食物中要富含热量、动物蛋白质、铁、锌以及维生素A、B等，以满足宝宝的身体发育需要。

2. 9月龄宝宝的配餐原则

（1）坚持有计划地增加辅食的量和种类原则。对于9月龄的宝宝，母亲要逐渐减少喂奶的次数，增加辅食的数量和种类，制作的质地要相对大些、粗些，可添加如肉末、菜末、土豆、白薯等含糖较多的根茎类食物。宝宝的中餐、晚餐可以辅食为主。辅食应尽量丰富，肉类和主食也要丰富多样。比如中午主食是米粉，晚饭就可以吃面条；昨天吃的是牛肉，今天可以吃鸡肉。

（2）坚持科学配餐的原则。《中国居民膳食指南》指出，满9月龄的宝宝每天可以添加2～3次辅食，两次正餐之间可以加一次点心。同时，奶量也要确保不低于600毫升，奶量不够的，不要盲目加辅食的量。

3. 9月龄宝宝的辅食烹调禁忌

应尽可能少给宝宝吃甜食，宝宝有时更喜欢食物的原汁原味。可以偶尔喂宝宝一些果制饼干、水果蛋糕，但是不要让其成为每天的例行饮食，取代新鲜的水果。

9月龄的宝宝可以开始吃比较粗粒的食物或片状的食物。如果给宝宝长时间食用泥状的食物，宝宝会排斥需要咀嚼的食物，懒得用牙齿去磨碎食物。这对于摄取多样化的营养成分以及对宝宝牙齿的发育，有很大的影响。

这个阶段注意不要给宝宝喂食以下食品：汤圆、粽子等糯米制品；肥肉、巧克力等不易消化的食品；花生、瓜子、炒豆、果冻等易误入气管的食品；咖啡、浓茶、可乐等刺激性较强的饮料。9月龄的宝宝可以不喝果汁了，直接吃西红柿、橘子、香蕉等水果。苹果可以切成片状，让宝宝自己啃着吃，草莓可以切粒给宝宝吃。点心类以软的为主，如软的面包、蛋糕等。仍然不能给宝宝吃糖块。

三、9月龄宝宝的膳食安排

1. 9月龄宝宝的餐次和进餐时间安排

9月龄的宝宝身体正处于迅速发育的阶段，每天喝奶的量一般在800～1 000毫升，再添加两三次辅食就可以了。建议宝宝早晨起床后要喝奶，一日三餐要保证，两餐之间可以添加有营养、易消化的辅食，少量多次添加，要保证饮食营养均衡，避免吃辛辣刺激的食物。应该注意饮

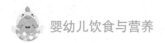

食卫生，避免吃不干净的食物，而且要注意保暖，避免着凉。

2.9月龄宝宝可添加的食物建议（见表4-5）

表4-5　9月龄宝宝食物建议

食物类别	食　　材
主　食	母乳或配方奶
辅　食	白开水、鱼肝油、果汁、菜汁、菜汤、肉汤、米粉、菜泥、水果、肉末、碎菜末、稠粥、烂面条、肝泥、动物血、豆腐、蒸全蛋、磨牙食品

3.辅食餐次时间表（见表4-6）

表4-6　9月龄宝宝辅食餐次时间表

餐次	时间	母乳或配方奶，辅食
上午	6：00	喂粥一小碗（加肉松、菜泥、菜末等2～3小勺）
	8：00	喂蒸全蛋1个，果汁、菜汁或温开水90毫升
	10：00	喂温开水或菜汁100～120毫升，水果1～3片
	12：00	喂蒸鸡蛋1个，饼干2块
下午	14：00	母乳喂10～20分钟，或配方奶150～200毫升，或米粉一小碗
	16：00	喂果泥或菜泥30～60克，温开水、果汁或菜汁100毫升
	18：00	喂烂面条或软饭一小碗，肝末、肉末或碎菜末30～50克，肉汤50～100毫升
夜间	20：00	喂温开水、果汁或菜汁100～120毫升，磨牙食品若干，水果1～3片
	22：00	母乳哺乳10～20分钟或配方奶150～180毫升

4.9月龄宝宝食谱推荐

1 食谱名称　**翡翠虾球**

食材准备　鲜虾3只，西蓝花40克，面粉40克

推荐摄入量　鲜虾5克，西蓝花5克，面粉10克

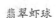

翡翠虾球　　　　蛋黄虾皮粥

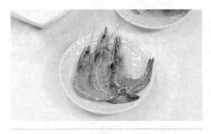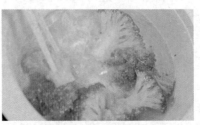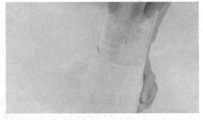

第一步　虾剥出虾仁，清洗干净。　第二步　西蓝花洗净，焯水。　第三步　将虾肉、面粉、西蓝花放入料理机搅拌成泥。

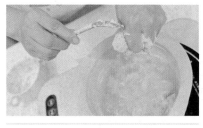

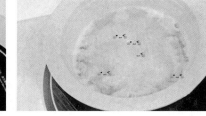

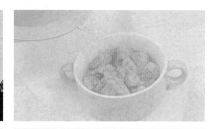

第四步 锅中加水烧开，挤入虾球。 | 第五步 保持小火微沸，煮至虾球浮起。 | 第六步 盛出。

2 食谱名称　什锦豆腐羹

食材准备　猪里脊20克，鲜香菇1朵，胡萝卜20克，青菜叶10克，豆腐20克，土豆淀粉5克

推荐摄入量　猪里脊10克，胡萝卜5克，青菜叶5克，豆腐10克

什锦豆腐羹　　蛋黄菠菜山药糕

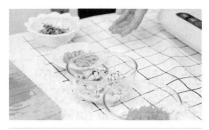

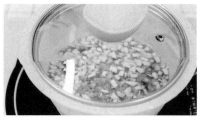

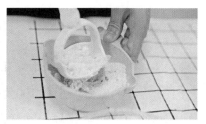

第一步 猪里脊洗净、剁碎末，香菇去菇柄、切碎末，胡萝卜去皮、切碎末，生菜切碎备用。 | 第二步 猪肉末、香菇末和胡萝卜末放入锅中，加水没过食材，大火煮沸转小火。 | 第三步 豆腐冲洗干净，捣碎。

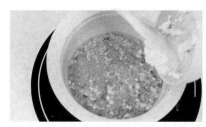

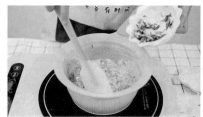

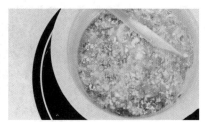

第四步 豆腐泥倒入锅中拌匀。 | 第五步 生菜碎倒入锅中拌匀。 | 第六步 加淀粉调匀成羹。

3 食谱名称　蔬菜肉末面

食材准备　猪里脊肉20克，菠菜2颗，番茄50克，宝宝面条25克

推荐摄入量　猪里脊肉10克，菠菜2克，番茄5克，宝宝面条10克

蔬菜肉末面　　银耳羹

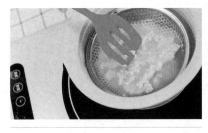

第一步　猪里脊肉洗净，剁成肉末，放在滤勺里，沸水稍烫后捞出。

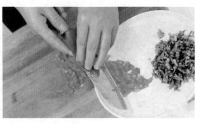

第二步　番茄洗净，开水烫去皮，切碎，菠菜洗净、切碎。

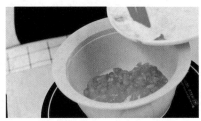

第三步　锅里加油，倒入番茄炒出汁。

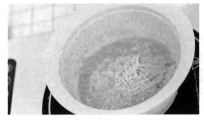

第四步　加水大火烧开，放入宝宝面条。

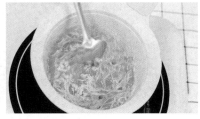

第五步　面条煮至软熟，放入肉末煮2分钟。

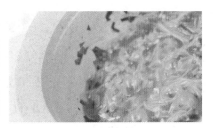

第六步　再放入菠菜碎拌匀，稍煮一会儿即可。

4 食谱名称　青菜土豆丸子

食材准备　土豆100克，面粉50克，胡萝卜20克，青菜叶子10克，鸡蛋1个

推荐摄入量　土豆10克，胡萝卜5克，青菜叶5克，鸡蛋5克

青菜土豆丸子

南瓜疙瘩汤

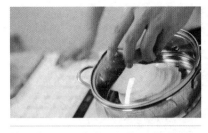

第一步　土豆去皮、切片，上锅蒸熟。

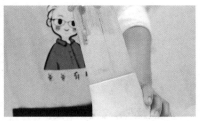

第二步　放入辅食机中，加少量清水打成泥。

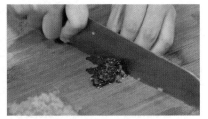

第三步　青菜切除掉菜梗，胡萝卜切片，青菜和胡萝卜一起焯水后切碎备用。

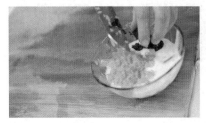

第四步　青菜碎和胡萝卜碎放入土豆泥中。

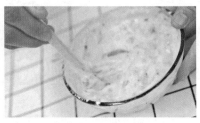

第五步　加面粉和鸡蛋黄搅拌均匀，放入裱花袋。

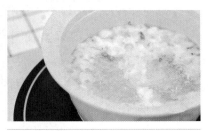

第六步　起锅烧水，水开挤入丸子，再次水开煮2分钟。

5 食谱名称　西蓝花鲜虾肠

食材准备　西蓝花50克，胡萝卜25克，虾6只，鸡蛋一个，淀粉10克

推荐摄入量　西蓝花5克，胡萝卜5克，虾5克，鸡蛋10克

西蓝花鲜虾肠

南瓜蔬菜丸

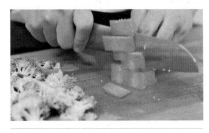

第一步　西兰花、胡萝卜洗净，西蓝花切小朵，胡萝卜切片。

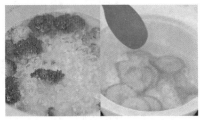

第二步　西蓝花、胡萝卜分别焯水备用。

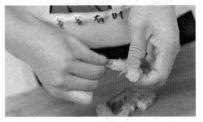

第三步　虾去头、去壳、去虾线，剥出虾仁。

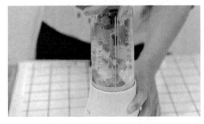

第四步　西蓝花、胡萝卜、虾、鸡蛋、淀粉放入料理机搅碎，装入裱花袋。

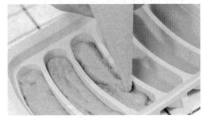

第五步　香肠模具刷油，虾肉泥挤入模具中。

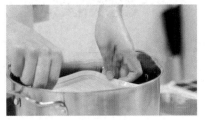

第六步　锅中加水，水开上锅蒸15分钟，取出脱模即可。

6 食谱名称　牛奶香蕉布丁

食材准备　香蕉60克，配方奶40克，鸡蛋1个

推荐摄入量　香蕉10克，配方奶10克，鸡蛋5克

牛奶香蕉布丁

胡萝卜山药蒸糕

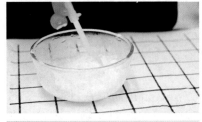

第一步　冲泡配方奶。

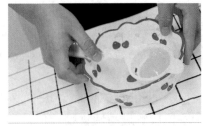

第二步　鸡蛋分离出蛋黄。

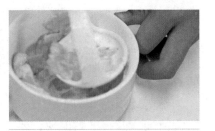

第三步　香蕉去皮、切块，压成泥状。

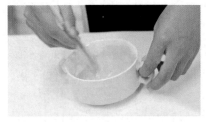

第四步　香蕉泥加配方奶、蛋黄搅拌均匀，加上保鲜膜扎孔。

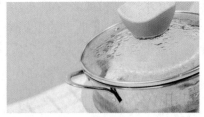

第五步　锅中加水，水开上锅蒸10分钟。

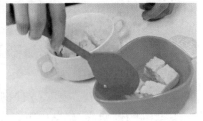

第六步　出锅切块，装盘。

7 食谱名称　奶香南瓜条

食材准备　南瓜40克，牛奶20克，低筋面粉40克，鸡蛋2个

推荐摄入量　南瓜10克，牛奶20克，鸡蛋10克

奶香南瓜条　　　　蘑菇鲜虾粥

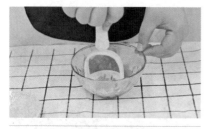

第一步　南瓜去皮、切小块，大火蒸熟后捣成泥。

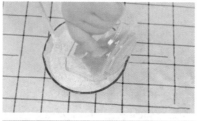

第二步　往南瓜泥中加牛奶、面粉和两个蛋黄。

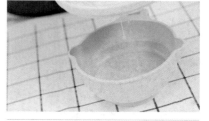

第三步　搅拌均匀，过筛一遍。

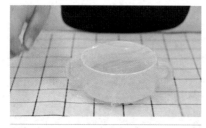

第四步　模具刷油后铺油纸，倒入南瓜泥，包上保鲜膜后扎小孔。

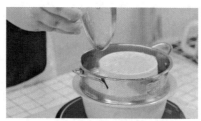

第五步　锅中加水，上锅蒸熟。

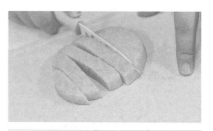

第六步　脱模切成条状，装盘。

5.过敏宝宝特殊食物预警

家长要注意过敏宝宝的饮食，出现过敏主要是因为体内某种蛋白质变异、缺陷或功能的发育迟缓，影响宝宝对食物的吸收、消化。过敏现象虽然比较普遍，但存在个体差异，尤其遗传性特征明显。如果父亲有过敏现象，宝宝过敏概率为30%；如果父母亲均有过敏现象，宝宝过敏概率高达70%。

容易引起宝宝过敏的食品主要有：富含蛋白质的牛奶、鸡蛋；海产类的鱼、虾、蟹、海贝、海带；有特殊气味的葱、蒜、韭菜、香菜、洋葱、羊肉；有特殊刺激性的辣椒、胡椒、芥末、姜；可生食的食物如番茄、生花生、生核桃、桃、柿子；含大量细菌的食物如死鱼、死虾、不新鲜的肉；含霉菌的食物如蘑菇、米醋；不易消化的食物如蛤蚌类、鱿鱼、乌贼；种子类食物如各种豆类、花生、芝麻。

暂时还没有很好的方法可以治疗宝宝的过敏体质，最有效的方法就是预防。要注意宝宝的饮食情况，如有过敏出现，要完全避免接触过敏性食物。但是如果宝宝是对牛奶过敏，我们要进一步了解宝宝是乳糖不耐受还是牛奶蛋白过敏：如果是乳糖不耐受，则需要选用无乳糖配方奶；如果是牛奶蛋白过敏，则需要选择部分水解奶粉或者深度水解奶粉。牛奶是一种很好的营养食品，也是宝宝辅食期间良好的营养补充，需要保证宝宝的摄奶量。

此外，建议给宝宝添加辅食要少量少种类。第一次给宝宝添加的辅食要易于消化而又不易引起过敏的食物，通常为谷类，其次是蔬菜和水果。一般在6个月以后再给宝宝添加固体食物，如鸡蛋、鱼、花生、麦类等食物。

宝宝的饮食要清淡，应多食富含维生素的食品。在宝宝的过敏情况好转以后，家长也要长期观察宝宝的愈后情况。如对牛奶、鸡蛋过敏的情况，在宝宝14个月后会慢慢消失；而对花生

和海鲜类食物过敏的情况往往会伴随一生。

>> 小结

　　7～9月龄是宝宝重要的辅食阶段，该阶段的宝宝需要用两餐的辅食代替两餐的奶。辅食的性状上也开始由原来的泥糊状往碎粒状过渡。食材的选择上更加丰富多样，从一开始的米粉类，到鱼类、蛋类、肉类、水果类、蔬菜类都可以选择让宝宝尝试。此外，7～9月龄也是宝宝乳牙萌出的关键期，宝宝的牙床和咀嚼肌都需要充分的锻炼，为下一阶段的辅食打基础。

>> 思考与练习

一、选择题

（一）单项选择题

1. （　　）宝宝容易出现营养吸收不足，进而引起钙吸收不足影响宝宝的骨骼发育。
　　A. 5月龄　　　　　　B. 6月龄　　　　　　C. 7月龄　　　　　　D. 9月龄　　　　　　E. 10月龄

2. 7月龄宝宝缺锌可进补（　　）。
　　A. 牛肉　　　　　　B. 牡蛎　　　　　　C. 海带　　　　　　D. 猪血　　　　　　E. 米饭

3. 营养性巨幼细胞性贫血以（　　）多见。
　　A. 6个月至2岁　　B. 8个月至1岁　　C. 8个月至2岁　　D. 6个月至1岁　　E. 7个月

4. 7月龄宝宝的主食以（　　）为主。
　　A. 米饭　　　　　　B. 代乳食品　　　　C. 乳类食品　　　　D. 母乳　　　　　　E. 辅食

5. 宝宝身上会起成片的红点，有腹泻、嘴角发红等表现，这是（　　）过敏。
　　A. 蛋黄　　　　　　B. 芒果　　　　　　C. 花粉　　　　　　D. 蛋白　　　　　　E. 坚果

（二）多项选择题

1. 7月龄的宝宝辅食添加应遵循（　　）原则。
　　A. 从少量到多量　　　　　　B. 从细小到粗大　　　　　　C. 从稀疏到黏稠
　　D. 从流体到固体　　　　　　E. 从泥糊状到固体

2. 7月龄宝宝缺碘可进补（　　）。
　　A. 海苔　　　　　　　　　　B. 动物内脏　　　　　　　　C. 海带
　　D. 猪肉　　　　　　　　　　E. 猪血

3. 营养性巨幼细胞性贫血主要的预防方法有（　　）。
　　A. 改善哺乳母亲的营养　　　B. 婴儿应及时添加辅食，注意饮食均衡
　　C. 及时治疗肠道疾病　　　　D. 合理应用抗叶酸代谢药物
　　E. 补充母婴营养

4. 7月龄宝宝的配餐原则是（　　）。
　　A. 坚持由少到多　　　　　　B. 坚持牛奶为主　　　　　　C. 坚持安全卫生
　　D. 锻炼宝宝逐步适应使用餐具　　　　　　　　　　　　　E. 坚持因人而异

5. 8月龄宝宝需要补充的营养包括（　　）。
　　A. 热量　　　　　　　　　　B. 蛋白质　　　　　　　　　C. 谷类和其他碳水化合物
　　D. 铁质　　　　　　　　　　E. 水分

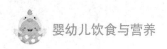

二、判断题

1. 7月龄宝宝每天应添加2次以上辅食。 （　　）
2. 蛋白质-能量营养不良是由于各种原因引起的蛋白质和（或）热能摄入不足或消耗增多引起的营养缺乏病。 （　　）
3. 8月龄宝宝在辅食添加方面可以添加热带水果和坚果类，增加辅食的多样性。 （　　）
4. 宝宝添加辅食的时候，注意蔬菜与水果不需要切碎，可锻炼宝宝的牙齿。 （　　）
5. 直接吃米饭对于8个月的宝宝来说是最好的选择。 （　　）

三、简答题

1. 蛋白质-能量营养不良应如何预防？
2. 8月龄宝宝的辅食添加原则有哪些？
3. 7月龄宝宝有哪些辅食烹调禁忌？

四、实训任务

妞妞这两天生病了，她不仅发胖，皮肤还呈现蜡黄色，睑结膜、口唇、指甲等处苍白，妈妈猜测可能是因为妞妞偏食严重。但妞妞最近还在掉头发，而且经常表情呆滞，目光发直，有时候好像不认识爸爸妈妈，爸爸妈妈叫她，她都没有反应。妈妈很担心，将她带去了医院。

（1）妞妞得了什么病？有哪些表现？病因是什么？
（2）如何预防这种疾病呢？

模块五
10～12月龄宝宝的饮食与营养

模块导读

10～12月龄宝宝的身体姿态发生了巨大的改变，由爬行开始到逐渐站立，身体越来越有力气，能量消耗也越来越大。因此，10～12月龄宝宝的饮食安排需要不断调整，营养也要不断丰富。照护者应关注10～12月龄宝宝的饮食与营养，安排色香味俱全的营养膳食，促进宝宝健康快乐成长。

学习目标

1. 掌握10～12月龄宝宝的营养特点和辅食添加原则。
2. 能根据10～12月龄宝宝的饮食特点和配餐原则进行合理膳食安排。
3. 提高对10～12月龄宝宝饮食与营养的重视程度，爱护10～12月龄宝宝。

内容结构

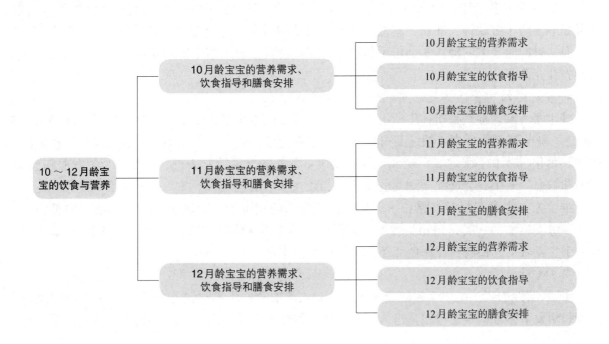

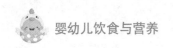

任务一　10月龄宝宝的营养需求、饮食指导和膳食安排

10月龄的宝宝仍以稀粥、软面为主食，可适量增加鸡蛋羹、肉末、蔬菜之类。多给宝宝吃些新鲜的水果，但吃前要帮他去皮去核。10月龄的宝宝开始从每天保证600毫升奶，逐渐过渡到以粮食、奶、蔬菜、鱼、肉、蛋为主的混合食物，这些是孩子生长发育必不可少的食物。还可以经常给宝宝食用动物血、肝类，以保证铁的供应。

一、10月龄宝宝的营养需求

1.10月龄宝宝的营养特点

10月龄的宝宝以母乳或配方奶为主食，这个阶段的宝宝没有完全断奶，身体各项机能也尚未发育完全，还不能转化主食。10月龄的宝宝可以添加粥、软饭、面、青菜、蛋肉等多种食物，但是要注意辅食的做法，不能按照大人的食物做法给宝宝制作，要考虑到宝宝的咀嚼消化能力制作适合宝宝的辅食，如将辅食制作成泥状等。

此外，家长也可以适当给宝宝吃些水果，让宝宝补充维生素。如果是宝宝不能直接吃的水果，家长可以将水果榨汁给宝宝喝。总而言之，这个月龄段宝宝的饮食需要密切关注，要根据宝宝自身的情况，制定符合宝宝的食谱，合理补充每月所需的营养元素。

2.10月龄宝宝的辅食添加原则

（1）添加的辅食以软、碎为主。10月龄宝宝可以添加粥、软饭、挂面、豆制品、碎菜、碎肉、蛋、鱼、肝泥、饼干、馒头片、熟土豆、芋头等软和碎的食物。

（2）坚持按时添加原则。宝宝的每日三餐时间可以是7∶30、12∶00、17∶00，在上午、下午和晚餐二小时后可以给宝宝添加水果，在6∶00和21∶00可以给宝宝喝奶。

3.10月龄宝宝的特殊营养需求

10月龄的宝宝正处于生长发育的快速期，对营养的需求非常高，除了母乳和配方奶中的营养外，此时的宝宝已经开始食用蛋黄、鱼类、肉类等，这些食物中含有丰富的铁元素和锌元素，能很好地预防宝宝缺锌、缺铁。此外，水果和蔬菜的引入，也给宝宝补充了丰富的维生素和矿物质，但如果此时宝宝的辅食添加得不是很好，照护者要注意观察宝宝的状况，及时就医咨询和使用营养补充剂。

4.常见婴幼儿营养相关性疾病——维生素A缺乏症

维生素A缺乏症是指机体中所有形式和任何程度的维生素A不足的表现，包括临床型维生素A缺乏、亚临床型维生素A缺乏及可疑亚临床型维生素A缺乏。临床型维生素A缺乏表现为经典的皮肤角化过度和干眼症；可疑和亚临床型维生素A缺乏无特异表现，主要与反复呼吸道感染、腹泻和贫血等有关，会增加婴幼儿的发病率和死亡率。

维生素A主要有两大来源：一类是动物性食物的视黄酯，如乳类、蛋类和动物内脏中维生素A含量丰富；另一类是植物类食物，如能成为维生素A原的类胡萝卜素，其中β-胡萝卜素具有的维生素A活性最高，在深色蔬菜和水果中含量丰富。

（1）病因。

① 原发性因素。维生素A缺乏在5岁以下儿童中的发生率远高于成人，其主要原因是维生素A和胡萝卜素都很难通过胎盘进入胎儿体内，因此新生儿血清和肝脏中的维生素A水平明显低

于母体，如婴儿在出生后不能得到充足的维生素A补充，则极易出现维生素A缺乏症。

② 消化吸收。维生素A为脂溶性维生素，它和胡萝卜素在小肠的消化吸收都依靠胆盐的帮助，膳食中脂肪含量与它们的吸收有密切的联系。若膳食中脂肪含量过低，胰腺炎或胆石症引起胆汁和胰腺酶分泌减少，一些消化道疾病如急性肠炎、粥样泻等造成的胃肠功能紊乱都会影响维生素A和胡萝卜素的消化和吸收。

③ 储存利用。任何影响肝脏功能的疾病都会影响维生素A在人体内的储存量，造成维生素A缺乏。一些消耗性传染病，尤其是儿童中的麻疹、猩红热、肺炎和结核病等都会使儿童体内的维生素A存储消耗殆尽，摄入量会因食欲缺乏或消化功能紊乱而明显减少，两者的综合结果势必导致维生素A缺乏症的发生。

（2）临床表现。

维生素A缺乏症的临床表现与其缺乏的阶段和程度有密切关系，在边缘型维生素A缺乏和亚临床缺乏阶段主要为非特异的临床表现，如感染增加和贫血等，在重度缺乏阶段才表现为维生素A缺乏的经典症状——干眼症。维生素A缺乏症的临床表现主要有以下五个方面：

① 眼部表现。眼部的症状和体征是维生素A缺乏症经典的或最早被认识到的表现。夜盲或暗光中视物不清最早出现，持续数周后，开始出现干眼症的表现，外观眼结膜、角膜干燥，失去光泽，自觉痒感，眼泪减少，眼部检查可见结膜近角膜边缘处干燥起皱褶，角化上皮堆积形成泡沫状白斑，称结膜干燥斑或毕脱斑。继而角膜发生干燥、浑浊、软化，自觉畏光、眼痛，常用手揉搓眼部导致感染。严重时可发生角膜溃疡、坏死引起穿孔，虹膜、晶状体脱出，导致失明。

② 皮肤表现。开始时仅感觉皮肤干燥、易脱屑，有痒感，渐至上皮角化增生，汗液减少，角化物充塞毛囊形成毛囊丘疹。检查触摸皮肤时有粗砂样感觉，以四肢伸面、肩部为多，可发展至颈背部甚至面部。毛囊角化会引起毛发干燥、失去光泽，易脱落，指（趾）甲变脆易折、多纹等。

③生长发育障碍。严重缺乏时表现为身高落后，牙釉质易剥落，失去光泽，易发生龋齿。

④ 感染易感性增高。在维生素A缺乏亚临床或可疑亚临床阶段，免疫功能低下就已存在，表现为反复呼吸道和消化道感染，且易迁延不愈，增加疾病发病率和死亡率，尤其是6个月以上、2岁以下儿童。这是当前重视对亚临床或可疑亚临床缺乏干预的重要原因。

⑤ 贫血。维生素A缺乏时会出现贮存铁增加、外周血血清铁降低，类似于缺铁性贫血的小细胞低色素贫血。

（3）维生素A缺乏症的预防。

① 健康教育。平时应注意膳食的营养平衡，经常食用富含维生素A的动物性食物及深色的蔬菜和水果，一般不会发生维生素A缺乏。婴幼儿是预防维生素A缺乏的主要对象，孕妇和哺乳期母亲应多食用上述食物，保证新生儿和婴儿摄入充足的维生素。母乳喂养优于人工喂养，人工喂养婴儿应尽量选择维生素A强化的配方奶。

② 预防性干预。6～11月龄婴儿可服用100 000 IU的维生素A补充剂，每4～6个月一次。

维生素A摄入过多也会引起维生素A过多症，分为急性和慢性两种。维生素A过量会降低细胞膜和溶酶体膜的稳定性，导致细胞膜受损，组织酶释放，引起皮肤、骨骼、脑、肝等多种脏器组织病变。脑受损可使颅压增高；骨组织变性引起骨质吸收、变形、骨膜下新骨形成、血钙和尿钙都上升；肝组织受损则引起肝大，肝功能改变。

维生素A过多症一旦确诊，应立即停止服用维生素A制剂和含维生素A的食物。急性维生素A过多症的症状一般在1～2周内消失，骨骼改变也逐渐恢复，但较缓慢，约需2～3个月。一般不需其他治疗。高颅压引起的反复呕吐以及因此发生的水和电解质紊乱应给予对症治疗。本病

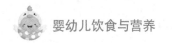

预后良好，个别病程长、病情严重者可留下身材矮小后遗症。

二、10月龄宝宝的饮食指导

1. 10月龄宝宝的饮食特点

10月龄宝宝的饮食呈现少食多餐的特点，早晨起来和晚上睡前可以喝奶，午餐和晚餐可以吃一些菜粥、软饭或烂面条，上午及下午可以在两个主餐之间各增加1次点心，一天共喂6次。辅食的性质应该以柔软、流质、半固体为好，比如馒头、碎菜、碎肉、粥、面条等。蔬菜应该变着花样交替着做，水果则可以切成小薄片，比如苹果、梨、桃子等，香蕉、葡萄、橘子宝宝可以整个拿着吃，但要注意去核。

除了早晚喂母乳或配方奶以外，白天应该逐渐停止母乳的喂养，让宝宝慢慢适应辅食，同时应该按宝宝的实际情况定时、定量添加辅食。另外，每天可以给宝宝喂1次鱼肝油及适量的水。

2. 10月龄宝宝的配餐原则

（1）依据宝宝的进餐特点，坚持向科学添加逐步转变。10月龄宝宝一日饮食开始慢慢向2～3餐的辅食转变，一天可以喂3～4次奶。这时候应该考虑戒夜奶，因为宝宝一天吃三餐饭、喝三餐奶，基本不用喝夜奶。如果宝宝还要喝夜奶，就要考虑一下喂养问题，是宝宝没有吃饱，还是家长的喂养习惯不良。

（2）遵循营养均衡的配餐原则。《中国居民膳食指南》（成人版）建议每天吃够12种食物，每周吃够25种食物，以保证食物多样化。10月龄的宝宝也可以朝着这个目标努力。每餐可以吃3～4样食物，如碎蔬菜、奶、蛋、肉等，或吃一份坚果粉，坚果粉里面有很多的营养素，这些都算是12种食物中的一种。应注意宝宝的饮食均衡，按照膳食餐盘的食物结构，把宝宝的盘子填满。

（3）坚持不变和变的原则。应注意奶量，与前一阶段持平，每天保证500～700毫升的奶；辅食的量相对前几个月龄有所增加。

3. 10月龄宝宝的辅食烹调禁忌

在辅食喂养过程中家长会遇到两种情况。一种是家长认为奶特别有营养，如果宝宝吃了辅食但少喝了奶，会觉得宝宝缺营养了；宝宝辅食少吃点没有关系，奶必须喝足。其实，10月龄的宝宝多喝奶而少吃辅食，会影响宝宝的口腔咀嚼能力以及消化系统的发育。此外，这个阶段的宝宝有了精细动作的发展，具备拿、捏、行走和协调能力，吃辅食的过程可以锻炼这些能力，有助于宝宝的成长。

第二种情况就是家长觉得宝宝辅食吃得很多，可以不喝奶。12个月龄内的宝宝，每天应保证500～700毫升的奶，这样才不会缺钙。而且，奶中富含蛋白质、乳糖、钙、铁、锌，10月龄宝宝对奶的营养需要占比达到50%～60%，奶必不可少。对于10月龄的宝宝来说，奶和辅食是相辅相成的关系，缺一不可，应按照一定的饮食结构和量来进行饮食指导。

三、10月龄宝宝的膳食安排

10月龄的宝宝已经可以吃面条、粥、汤等这些软食了，能够将米饭、稀饭、面条作为主食，并添加多种肉类、蔬菜、鸡蛋羹等食物。

1. 10月龄宝宝的餐次和进餐时间安排

10月龄的宝宝每天可喂奶2～3次，每次喂200毫升。可以在6：00、22：00各喂1次奶。在8：00～9：00、12：00～13：00、18：00各添加1次辅食。另外在两餐辅食之间还可以各添加一些蔬果汁、水果片、奶类、饼干条等小点心作为零食。

2. 10月龄宝宝可添加的食物建议（见表5-1）

表5-1　10月龄宝宝食物建议

食物类别	食　　材
主要食物	母乳或配方奶
辅食食物	白开水、鱼肝油、果汁、菜汁、菜汤、肉汤、米粉（糊）、菜泥、水果、肉末、碎菜末、稠粥、烂面条、肝泥、动物血、豆腐、蒸全蛋、磨牙食品、小点心等

3. 辅食餐次时间表（见表5-2）

表5-2　10月龄宝宝辅食餐次时间表

餐次	时间	母乳或配方奶，辅食
上午	6：00	母乳哺乳10～20分钟或配方奶200毫升
	8：00	喂粥一小碗（加肉松、菜泥、菜末等2～3小勺），饼干2块或馒头一小块
	10：00	喂菜汤或肉汤100～120毫升，水果1～3片，磨牙食品或小点心若干
	12：00	喂蒸鸡蛋一个，碎肉末、碎菜末、豆腐或动物血30～60克
下午	14：00	喂米粉一小碗，菜泥或果泥30克
	16：00	喂水果1～3片，磨牙食品或小点心若干
	18：00	喂烂面条或稠粥一小碗，豆腐、动物血、肝末、肉末或碎菜末30～50克，肉汤50～100毫升
夜间	20：00	喂温开水、果汁或菜汁100～120毫升，磨牙食品或小点心若干，水果1～3片
	22：00	喂母乳10～20分钟或配方奶180～200毫升

4. 10月龄宝宝的食谱推荐

1

食谱名称 彩虹杂蔬软饭

食材准备 红色圣女果2个，大米40克，胡萝卜20克，蓝莓5颗，黄柿子椒1个，紫甘蓝1片，莴笋20克，橄榄油少许

彩虹杂蔬软饭

南瓜拌软饭

小馄饨

推荐摄入量 红色圣女果2克，大米10克，胡萝卜5克，蓝莓1克，黄柿子椒2克，紫甘蓝1克，莴笋5克

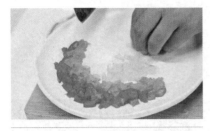

第一步　圣女果切小粒，胡萝卜切小粒，黄柿子椒洗净去蒂、切小粒，摆盘。

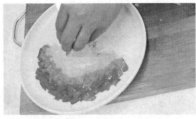

第二步　莴笋洗净去皮、切小粒，摆盘。

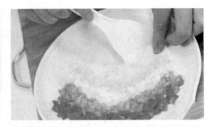

第三步　淘洗后的大米加水煮成米饭，盛出摆在盘子中。

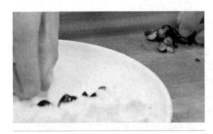

第四步　蓝莓洗净、切小粒，摆盘。

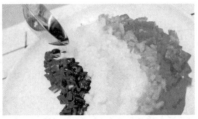

第五步　紫甘蓝洗净、焯水，切小粒后摆盘，紫甘蓝水浇在米饭上。

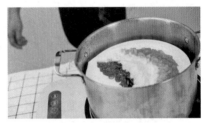

第六步　整盘上锅蒸2分钟即可。

2　**食谱名称**　什锦小软面

　　食材准备　鸡蛋1个，胡萝卜20克，黑木耳4朵，手擀面50克

　　推荐摄入量　鸡蛋10克，胡萝卜5克，黑木耳3克，手擀面10克

什锦小软面

紫菜手卷

香煎小土豆饼

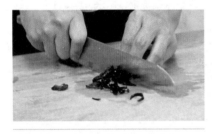

第一步　黑木耳泡发洗净，剁碎。

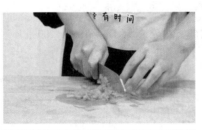

第二步　胡萝卜洗净、去皮，剁碎。

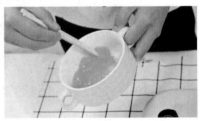

第三步　鸡蛋取蛋黄，在碗中搅打均匀。

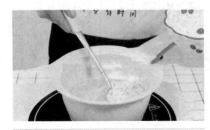

第四步　手擀面剪断，放入沸水中煮1分钟后捞出。

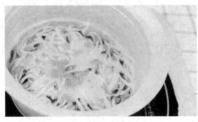

第五步　锅中加水烧沸，放入黑木耳、胡萝卜和手擀面煮开。

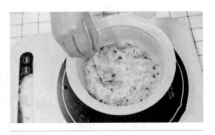

第六步　倒入蛋黄液搅匀，煮至面熟即可。

3 食谱名称 **多蔬碎蛋黄饼**

食材准备 胡萝卜10克，芹菜叶5克，香菇1朵，鸡蛋1个，核桃油少许

推荐摄入量 胡萝卜10克，芹菜叶5克，香菇3克，鸡蛋5克

多蔬碎蛋黄饼

西红柿蔬菜面

虾仁西蓝花蛋饼

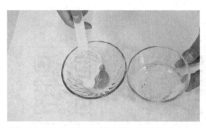

第一步 鸡蛋洗净，取蛋黄。

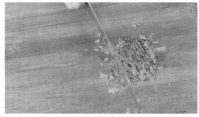

第二步 胡萝卜去皮后切成碎末，香菇去菇柄洗净后切成碎末，芹菜叶切碎末。

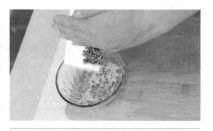

第三步 胡萝卜碎、香菇碎、芹菜叶碎倒入蛋黄中，搅拌均匀。

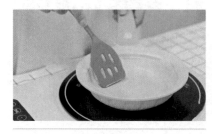

第四步 平底锅加核桃油，小火加热。

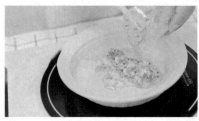

第五步 画圈往锅内倒蛋液，摊成蛋饼。

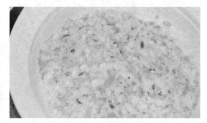

第六步 凝固后，翻面稍煎即可。

4 食谱名称 **山药西红柿糊**

食材准备 山药50克，番茄1个，鸡蛋1个，水淀粉15克

推荐摄入量 山药5克，番茄5克，鸡蛋10克

山药西红柿糊

肉蒸蛋

南瓜小馒头

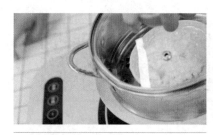

第一步 山药去皮、洗净，切小块，入锅蒸25分钟。

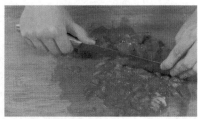

第二步 番茄划十字，开水烫一下，去皮切成小丁。

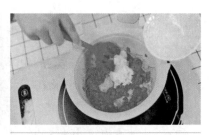

第三步 起锅下番茄，炒出少量番茄汁，倒入山药翻炒。

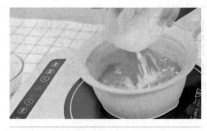
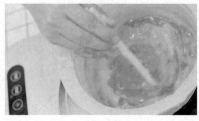
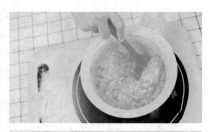

第四步　加点水煮开后淋上水淀粉。　第五步　倒入鸡蛋液，搅拌成芡汁状。　第六步　搅拌均匀至浓稠，盛出。

5　食谱名称　鲜虾蔬菜面线

食材准备　青菜30克，鲜虾4只，玉米淀粉5克，面粉22克，鸡蛋1个

推荐摄入量　青菜10克，鲜虾3克，鸡蛋5克

制作视频　其他食谱视频　其他食谱视频

鲜虾蔬菜面线　　　白菜软饼　　　小米蒸糕

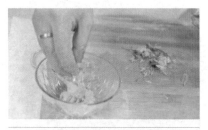
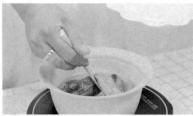
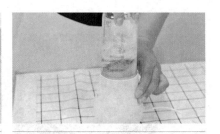

第一步　鲜虾去壳、去头、去虾线，剥出虾仁。　第二步　小青菜洗净、去梗，菜叶焯水备用。　第三步　将虾仁和青菜放入料理机中，加入一个鸡蛋和玉米淀粉搅打细腻。

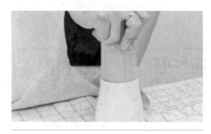
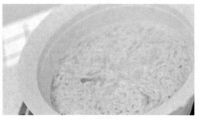
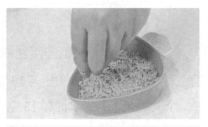

第四步　再加入面粉搅拌均匀，装入裱花袋。　第五步　锅中加水加热，将面线慢慢挤入锅中画圈，煮至面线浮起。　第六步　盛出，可适当加点宝宝肉松。

6　食谱名称　紫薯山药蛋黄粥

食材准备　紫薯20克，山药20克，大米10克，小米10克，鸡蛋1个

推荐摄入量　紫薯5克，山药5克，大米5克，小米5克，鸡蛋5克

制作视频　其他食谱视频　其他食谱视频

紫薯山药蛋黄粥　　　土豆丸子汤　　　蔬菜鳕鱼饼

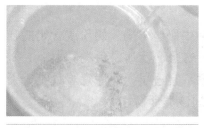

第一步　大米、小米洗净后浸泡30分钟。

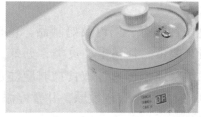

第二步　加水煮成粥。

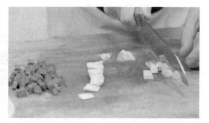

第三步　紫薯、山药去皮洗净，切成小丁。

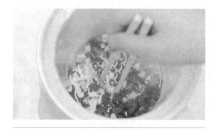

第四步　紫薯、山药放入锅里一起熬煮。

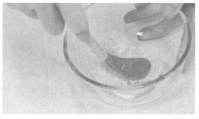

第五步　鸡蛋清水煮熟，取出蛋黄碾碎。

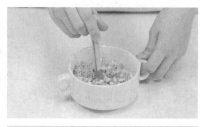

第六步　盛出粥，放入蛋黄拌匀即可。

7　食谱名称　三文鱼土豆饼

食材准备　西蓝花30克，面粉20克，土豆100克，鸡蛋1个，三文鱼50克

推荐摄入量　西蓝花5克，面粉10克，土豆5克，鸡蛋10克，三文鱼5克

三文鱼土豆饼

鲜虾鸡蛋卷

鲜蔬芙蓉汤

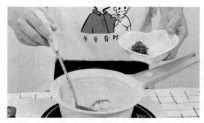

第一步　西蓝花洗净，焯水备用。

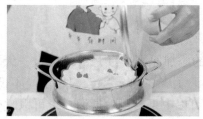

第二步　土豆去皮洗净、切片，上锅蒸熟。

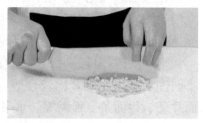

第三步　将三文鱼、西蓝花剁碎。

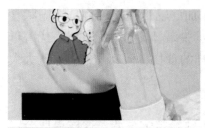

第四步　将鸡蛋、土豆放入料理机中打成泥。

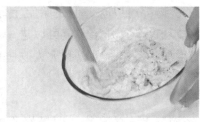

第五步　碗中倒入西蓝花、三文鱼、土豆泥和面粉，一起搅拌均匀。

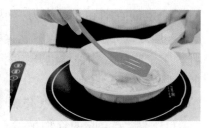

第六步　锅中倒油，将面糊倒入锅中摊成小饼，煎至两面金黄即可。

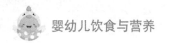

5.过敏宝宝特殊食物预警

这个月龄段宝宝最常见的过敏食物有：奶以及奶制品，包括牛奶、羊奶、奶粉或含奶的糕点、饼干；蛋类，如鸡蛋、鸭蛋、鹅蛋、鹌鹑蛋；贝类，如虾、螃蟹、牡蛎；鱼类；大豆；坚果，如杏仁、腰果等；小麦。在给宝宝添加易过敏食物时应注意不宜过早，并注意观察是否引起过敏现象，一旦出现过敏现象，应及时排查过敏原，并暂停添加该类食物。

任务二　11月龄宝宝的营养需求、饮食指导和膳食安排

11月龄的宝宝应足量补充蛋白质，要注意蛋、肉、鱼虾、豆制品和奶类等的补充。这时宝宝咀嚼能力发育得更好了，已经长牙的宝宝会用门牙弄碎食物，还喜欢用手抓食物吃，这不仅能锻炼宝宝自己吃辅食的能力，也有助于宝宝认识不同食物的颜色、性状和味道。

一、11月龄宝宝的营养需求

1.11月龄宝宝的营养特点

11月龄宝宝的辅食可以不必做得像以前那么细、软、烂，可以逐步向大人的食物靠近。有些宝宝可能由于某种原因还没有完全断奶，这时家长也不要过于着急，因为让宝宝完全断奶不是一件容易的事。宝宝断奶后，谷类食品应成为宝宝的主要食品，它也是热量的主要来源。宝宝的膳食在以米、面为主的同时，还应搭配肉类、蔬菜及豆制品等。为了提高宝宝的进食兴趣，可以变换花样制作食物，如包子、饺子、馄饨、馒头和花卷等。

另外，断奶并不是不让宝宝吃任何乳品，只是让乳品特别是母乳不再成为宝宝的主要食物。可以让宝宝每天适量饮用乳品作为补充钙质和其他营养成分的优选食物。一般来说，宝宝每天补充的奶量应该达到600毫升。

2.11月龄宝宝的辅食添加原则

（1）坚持一日2～3次辅食的添加原则。11月龄的宝宝一天可以吃2～3次辅食，间隔四个小时左右喂宝宝辅食比较合适。11月龄的宝宝每天的奶量应不低于600毫升。辅食可以吃米粉、面片汤、烂面条、稀粥等。水果可以喝果汁或吃果泥，也可以吃生的西红柿。蔬菜类主要是深绿色、黄色的蔬菜，应煮熟、切碎食用。肉类可以瘦肉、鱼肉为主。蛋类可以吃蛋黄，不建议吃蛋白。食物中应不加盐、糖及其他调味品，让宝宝清淡饮食。

（2）坚持科学混合喂养。这个月龄段宝宝的喂养方式为母乳+辅食+配方奶。11月龄的宝宝有了一定的吞咽和咀嚼能力，很多食物都可以吃，但是给宝宝添加的辅食不能一直是泥糊状食物，可以添加蔬菜碎、颗粒状食物。从这个月开始宝宝可以进一步脱离母乳，喝配方奶来代替母乳。宝宝吃的食物种类也开始明显增加，基本上可以和大人吃一样的食物，但其质地仍要比大人的食物略微松软一些。

3.11月龄宝宝的特殊营养需求

11月龄宝宝吃的食物虽然已经接近大人的食物，但最好要单独给宝宝烹调，这样更适合宝宝的营养需求。给宝宝制作食物和吃饭的器具最好和大人分开，避免混用，还要注意在饭前、饭后清洗和消毒。当大人生病时更需要注意宝宝饮食的卫生，宝宝的免疫力并没有大人强，因此大人生病时最好不要接触宝宝，更不要给宝宝喂饭。

为11月龄的宝宝制作主食时可以将粥做成软饭，这样有助于宝宝锻炼咀嚼能力，烂面条可

以做成较整齐的面条，让宝宝慢慢地吃。这个阶段可以试着将肉和鱼弄成小丁块状给宝宝吃。

11月龄的宝宝可以吃一些零食，如饼干、烤馒头等，这既可以帮助宝宝磨牙，也有利于宝宝断奶。前几个月龄给宝宝吃水果，需要把水果榨成汁或弄成果泥，这个月龄段宝宝一般已经长出了几颗牙齿，如果他能够握住整个或半个水果，可以尝试着让宝宝自己动手吃。如果是比较小而圆润的水果如樱桃，最好不要让宝宝自己吃，以免噎到。

4. 常见婴幼儿营养相关性疾病——营养性维生素D缺乏

营养性维生素D缺乏是引起佝偻病最主要的原因，是由于儿童体内维生素D不足导致钙和磷代谢紊乱，生长中的长骨干骺端生长板和骨基质矿化不全，表现为生长板变宽和长骨的远端周长增大，在腕、踝部扩大及软骨关节处呈串珠样隆起，软化的骨干受重力作用及肌肉牵拉出现畸形等。

（1）病因。

① 围生期维生素D不足。母亲妊娠期，特别是妊娠后期维生素D不足，如母亲严重营养不良、肝肾疾病、慢性腹泻，以及早产、双胎均可使得婴儿体内贮存维生素D不足。

② 日照不足。因紫外线不能通过玻璃窗照射，当婴幼儿被长期过多地留在室内活动，会使其内源性维生素D生成不足。大城市高大建筑会阻挡日光照射，大气污染如烟雾、尘埃也会吸收部分紫外线。气候的影响，如冬季日照短，紫外线较弱，户外活动时过度的防晒，如衣物覆盖及高指数防晒霜的使用，亦可影响部分内源性维生素D的生成。

③ 生长速度快，需要量增加。如早产及双胎婴儿出生后生长发育快，需要维生素D多，但体内贮存的维生素D不足。婴儿若早期生长速度较快，也易发生佝偻病。重度营养不良的婴儿生长迟缓，发生佝偻病者也会增多。

④ 食物中补充维生素D不足。因天然食物中含维生素D少，即使纯母乳喂养，若婴儿户外活动少也易患佝偻病。

⑤ 疾病影响。胃肠道或肝胆疾病会影响婴儿维生素D吸收，如婴儿肝炎综合征、慢性腹泻等；肝、肾严重损害可致维生素D羟化障碍，1,25-双羟维生素D生成不足而引起佝偻病。长期服用抗惊厥药物也会使人体内维生素D不足，如苯妥英钠、苯巴比妥，可刺激肝细胞微粒体的氧化酶系统活性增加，使维生素D和25-羟维生素D_3加速分解为无活性的代谢产物。糖皮质激素会阻止维生素D对钙的转运，从而影响对钙的吸收。

（2）临床表现。

维生素D缺乏有以下临床表现。6月龄以内婴儿的佝偻病以颅骨改变为主，前囟边较软，颅骨薄，检查者用双手固定婴儿头部，指尖稍用力压迫枕骨或顶骨的后部，可有压乒乓球样的感觉。6月龄以后的婴儿，尽管病情仍在进展，但颅骨软化消失。正常婴儿的骨缝周围亦可有压乒乓球样感觉。额骨和顶骨中心部分常常逐渐增厚，至婴儿7～8个月时，变成"方盒样"头型即方头（从上向下看），头围也较正常增大。骨骺端因骨样组织堆积而膨大，沿肋骨方向于肋骨与肋软骨交界处可扪及圆形隆起，从上至下如串珠样突起，以第7～10肋骨最明显，称佝偻病串珠；手腕、足踝部亦可形成钝圆形环状隆起，称手、足镯。1岁左右的婴幼儿可见到胸骨和邻近的软骨向前突起，形成"鸡胸样"畸形；严重佝偻病的婴幼儿，膈肌附着处的肋骨受膈肌牵拉而内陷，胸廓的下缘可形成一水平凹陷，称作肋膈沟或郝氏沟。婴儿的漏斗胸主要由先天畸形引起。由于骨质软化与肌肉关节松弛，幼儿开始站立与行走后双下肢负重，可出现股骨、胫骨、腓骨弯曲，形成严重膝内翻（O形）或膝外翻（X形），有时有K形样下肢畸形。

（3）维生素D缺乏的预防。

维生素D缺乏及维生素D缺乏性佝偻病的预防应从围生期开始，以婴幼儿为重点对象并持续到青春期。

首先是胎儿期的预防。① 孕妇应经常到户外活动，多晒太阳。② 孕妇饮食应含有丰富的维

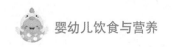

生素D、钙、磷和蛋白质等营养物质。③ 防治妊娠并发症，对患有低钙血症或骨软化症的孕妇应积极治疗。④ 可于妊娠后3个月每天补充维生素D 800 ～ 1 000 IU，同时服用钙剂。

其次是对0 ～ 3岁健康儿童的预防。① 户外活动。多晒太阳是预防维生素D缺乏及维生素D缺乏性佝偻病最简便而有效的措施。应保证儿童的体育运动特别是户外活动的时间，平均户外活动应在每天1 ～ 2小时。婴儿皮肤娇嫩，过早暴露在日光照射下可能会对其皮肤造成损伤，户外晒太阳要注意循序渐进，逐步增加婴儿接受阳光的皮肤面积，如面部、手臂、腿、臀部等，并逐步延长晒太阳的时间。此外，由于阳光中的高能蓝光对婴儿视觉的不利影响，应避免阳光直晒，特别是6个月以内的婴儿。② 维生素D补充。母乳喂养或部分母乳喂养的婴儿，应从出生数天即开始每天补充维生素D 400 IU，除非断奶并且配方奶或者强化牛奶每天的摄入量≥1升；人工喂养的婴儿，当配方奶每天摄入量＜1升，应注意通过其他途径保证每天400 IU维生素D的摄入量，比如可以补充维生素D制剂；幼儿应将维生素D强化饮食（维生素D强化牛奶、谷物等）和维生素D制剂补充相结合，每天400 IU的维生素D制剂补充仍是推荐方式。夏季阳光充足，可以暂停或减量服用维生素D。一般儿童可不加服钙剂，但乳及乳制品摄入不足和营养欠佳时可适当补充微量营养素和钙剂。

最后是对早产儿的预防。对于早产儿，尤其是出生体重≤2 000克的小早产儿，母乳强化剂或者早产儿专用配方奶的使用对维持骨骼正常矿化、预防佝偻病的发生十分重要。此外，要注意碱性磷酸酶活性及血磷浓度的定期监测，出院后仍需定期进行随访。当早产儿体重＞1 500克并且能够耐受全肠道喂养，每天可以经口补充维生素D 400 IU，最大量每天1 000 IU，3个月后可改为每天维生素D 400 ～ 800 IU。

二、11月龄宝宝的饮食指导

1. 11月龄宝宝的饮食特点

（1）饮食应与宝宝身体需求相适宜。根据宝宝的成长情况，宝宝的食谱也要随之改变。一般而言，11月龄宝宝的食谱可以更丰富，可以吃蔬菜、肉类、蛋类和豆制品。在为宝宝安排食谱时，主食上可以逐渐以烂面条、菜肉粥、菜肉泥等为主。多数11月龄的宝宝已经迈向断奶期，可以渐渐培养宝宝将辅食转化为主食的饮食习惯。

（2）以软、烂的食物为主。11月龄宝宝的咀嚼能力和消化能力还都处于发展阶段，吃粗糙的食物不易消化，容易导致腹泻，所以应给宝宝吃一些软、烂的食物。除此以外，配方奶是宝宝断奶后每天的必需食物，它不仅易消化，而且能提供给宝宝身体发育所需要的各种营养素。该阶段要继续保证宝宝配方奶的量。

2. 11月龄宝宝的配餐原则

随着宝宝的成长，单纯依靠母乳和其他奶类进行喂养已经不能满足11月龄宝宝的需要了，辅食应逐步成为宝宝摄取营养的主要来源。在辅食的添加上，11月龄的宝宝应该遵循以下原则。

（1）遵循宝宝成长需求和饮食倾向的原则。11月龄宝宝的乳牙已经相继萌出，此时辅食可由流质食物向固体食物逐渐过渡，家长可以喂宝宝吃一些固体食物如宝宝面，以锻炼宝宝的咀嚼和吞咽能力。宝宝面的选择应以面身柔软易咀嚼、面条细小易消化、富含营养素、不添加食盐和防腐剂等为宜。

（2）坚持逐渐添加的原则。给宝宝添加新辅食时，仍然应该从少量开始逐渐增多，让宝宝的胃肠道有一个逐步适应的过程。

（3）坚持少糖原则。甜食的摄入会增加宝宝胃肠道的饱胀感，从而降低宝宝的食欲，而且糖里面含有焦性葡萄糖酸，会顺着宝宝牙齿的龋洞渗入牙髓。所以，宝宝的辅食应尽可能少糖。

（4）遵循营养均衡的原则。在为11月龄宝宝添加辅食时，要保证辅食既营养又均衡，可以为宝宝选择加奶、钙、果蔬、肉、鱼和五谷类的米粉，将不同膳食系列的米粉搭配添加，让辅食营养更丰富，口味也更多样化。

3.11月龄宝宝的烹调禁忌

11月龄宝宝的辅食应不加盐。在宝宝1岁之前，所吃的食物都是不能加盐的。首先，宝宝的肾脏功能很弱，要是过早地给婴儿的辅食加盐，很容易破坏肾脏功能，进而使宝宝患上肾脏疾病。其次，宝宝在1岁前吃盐，还会加重心脏的负担，增加宝宝成年后患水肿、高血压等病症的概率。最后，过早地让婴儿吃盐，会破坏宝宝的味蕾，进而养成重口味饮食习惯，这对宝宝身体健康非常不利。

11月龄的宝宝已经有了一定的咀嚼能力和消化能力，可以吃的食物种类也丰富了许多。11月龄的宝宝吃辅食时应注意如下要点。

（1）不要给宝宝吃大人的饭菜。由于大人的饭菜较硬，里面含大量的调味品，不利于宝宝的消化和吸收。

（2）宝宝吃的辅食要单独加工，要做到细、软、烂、淡，这样更适合宝宝的消化系统。

（3）在宝宝辅食的营养搭配上最好要做到荤素搭配。

（4）给宝宝添加新辅食时，如果宝宝不吃，家长也不要强迫，可以让宝宝少量多次尝试，宝宝就会适应新辅食了。

（5）要根据季节和宝宝身体状态来添加新辅食，比如梅雨季节宝宝的肠道功能要稍差一些，给宝宝添加新辅食时要结合宝宝的具体情况，不要一概而论。

三、11月龄宝宝的膳食安排

11月龄的宝宝食量增加，就餐次数也会增多，其中添加水果或者小零食的次数会增多，可以根据自己宝宝的具体情况相应调整进食时间。

1.11月龄宝宝的餐次和进餐时间安排

11月龄的宝宝每天可喂奶2～3次，每次喂200毫升。可以在6：00、22：00各喂1次奶。在8：00～9：00、12：00～13：00、18：00各添加1次辅食。另外在两次辅食之间还可以各添加一些蔬果汁、水果片、奶类、饼干条等小点心作为零食。

2.11月龄宝宝可添加的食物建议（见表5-3）

表5-3　11月龄宝宝食物建议

食物类别	食　　　材
主要食物	粥、面条（面片）、软饭
辅食食物	母乳或配方奶、白开水、鱼肝油（维生素A、维生素D比例为3：1）、果汁、菜汁、菜汤、肉汤、米粉（糊）、菜泥、水果、肉末（松）、碎菜末、稠肝泥、动物血、豆制品、蒸全蛋、磨牙食品、小点心（自制蛋糕等）

3. 辅食餐次时间表（见表5-4）

表5-4　11月龄宝宝辅食餐次时间表

餐次	时间	母乳或配方奶，辅食
上午	6：00	母乳哺乳10～20分钟或配方奶200毫升
	8：00	喂磨牙食品或小点心若干，菜汤或肉汤100～120毫升，水果1～3片
	10：00	喂粥一小碗（加肉松、菜泥、菜末等2～3勺），鸡蛋半个，饼干2块或馒头一小块
	12：00	喂碎肉末、碎菜末、豆制品、动物血或肝30～60克
下午	14：00	喂软饭一小碗，碎肉末、碎菜末、豆制品、动物血或肝30～60克，鸡蛋半个
	16：00	喂磨牙食品或小点心若干，水果1～3片，温开水、果汁或菜汁100～200毫升
	18：00	喂面条或面片一小碗，豆制品、动物血、肝末、肉末或碎菜末30～50克，肉汤50～100毫升
夜间	20：00	喂磨牙食品或小点心若干，温开水、水果汁或菜汁100～120毫升
	22：00	喂母乳10～20分钟或配方奶200毫升

备注：鱼肝油每天1次，每次400 IU

4. 11月龄食谱推荐

1　**食谱名称**　三文鱼口蘑粥

　　食材准备　三文鱼30克，口蘑2个，大米50克，食用油适量

　　推荐摄入量　三文鱼10克，口蘑5克，大米10克

三文鱼口蘑粥　　　　胡萝卜面片　　　　鲜虾蔬菜肠

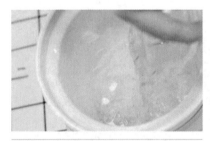

第一步　大米洗净浸泡半小时，倒进锅里煮成粥。

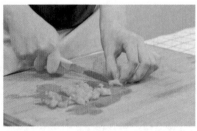

第二步　把三文鱼、口蘑切粒备用。

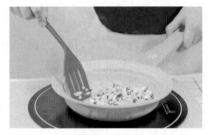

第三步　锅里倒油，小火热锅，倒入口蘑翻炒至出水。

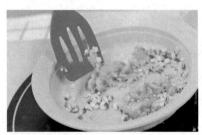

第四步　再倒入三文鱼翻炒。

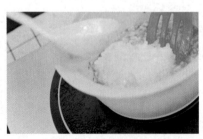

第五步　炒好的食材换盛入较深的锅，倒入米粥和适量清水烧开。

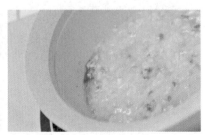

第六步　煮至喜好的黏稠度即可。

2 食谱名称 牛油果米糕

食材准备 牛油果60克，大米粉10克，配方奶30毫升，小米20克，鸡蛋1个

推荐摄入量 牛油果5克，大米粉10克，配方奶6毫升，小米5克，鸡蛋10克

牛油果米糕　　　　土豆虾肉米饭团　　　　奶香菠菜小饼

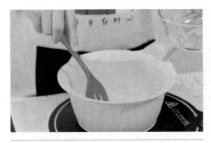
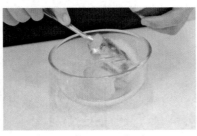
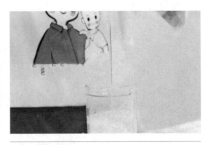

第一步 小米洗净，倒进锅里煮成黏稠的粥，盛出备用。

第二步 牛油果去核、去皮，取出果肉备用。

第三步 调一碗配方奶，牛油果、小米粥、配方奶、大米粉、鸡蛋倒入搅拌机，搅拌成细腻的糊糊。

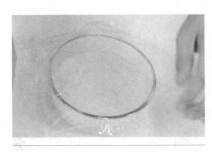
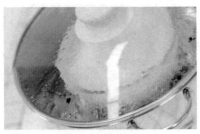
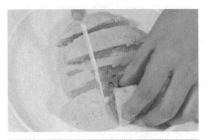

第四步 玻璃容器四周刷油，垫上油纸，把细腻的糊糊倒入碗中铺平，封上保鲜膜后扎上小孔。

第五步 锅里加水，冷水上蒸锅蒸20分钟。

第六步 取出晾凉后，脱模切块。

3 食谱名称 菌菇贝柱蛋花粥

食材准备 贝柱1个，胚芽米40克，鸡蛋1个，海鲜菇10克，葱花、食用油适量

推荐摄入量 贝柱1克，胚芽米10克，鸡蛋10克，海鲜菇5克

菌菇贝柱蛋花粥　　　土豆小松饼　　　　南瓜鲜虾挤挤面

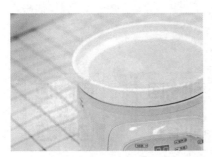
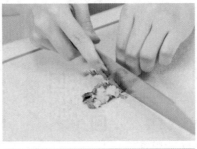
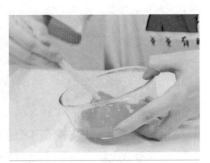

第一步 胚芽米洗净，倒入辅食锅里煮一碗胚芽米粥。

第二步 贝柱、海鲜菇切粒。

第三步 一个鸡蛋打散。

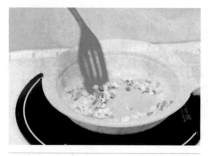

第四步　倒油热锅，倒入葱花、海鲜菇、贝柱粒翻炒。

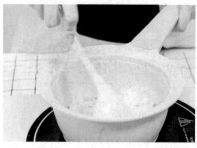

第五步　倒入煮好的米粥，可选加适量清水调至喜爱的黏稠度。

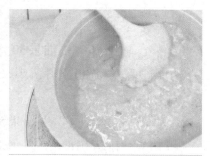

第六步　熬煮至食材软烂后打圈倒入蛋液，煮熟蛋液即可。

4　食谱名称　包蛋豆腐

食材准备　豆腐100克，鸡蛋1个，食用油，葱花适量

推荐摄入量　豆腐10克，鸡蛋10克

包蛋豆腐

菠菜汁牛肉面

土豆鸡块

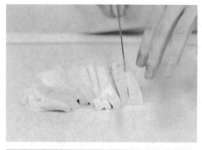

第一步　豆腐切薄片。

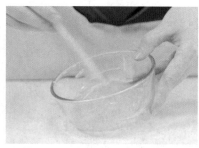

第二步　鸡蛋打散备用。

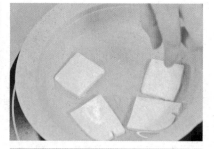

第三步　锅里涂油，小火热锅，放入豆腐煎香。

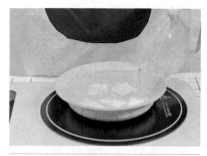

第四步　倒入蛋液，摇晃摊平。

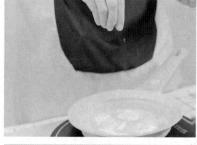

第五步　撒少许盐调味，加盖焖熟表面。

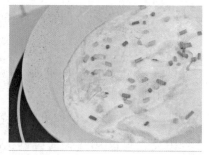

第六步　翻面再煎一下，出锅前撒入葱花。

5　食谱名称　娃娃菜胡萝卜虾皮羹

食材准备　娃娃菜3片，胡萝卜30克，木耳5克，鸡蛋1个，虾皮2克

推荐摄入量　娃娃菜2克，胡萝卜5克，木耳5克，鸡蛋10克，虾皮2克

娃娃菜胡萝卜虾皮羹

紫菜蛋饼

山药米糕

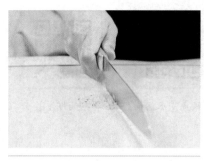

第一步　虾皮洗净浸泡20分钟，剁碎。

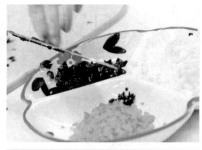

第二步　木耳、胡萝卜、娃娃菜切碎。

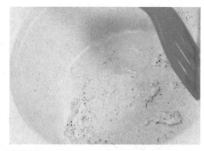

第三步　起锅热油，翻炒虾皮。

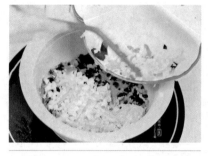

第四步　倒入木耳碎、胡萝卜碎、娃娃菜碎翻炒一下。

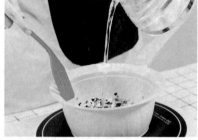

第五步　倒入适量开水煮开。

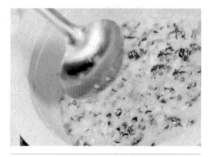

第六步　打散一个鸡蛋，出锅前倒入蛋液，迅速搅拌成蛋花即可。

6　食谱名称　干贝蛋花粥

食材准备　干贝适量，鸡蛋1个，大米40克，生菜适量（蔬菜可自由搭配）

推荐摄入量　干贝2克，鸡蛋5克，大米10克，生菜5克

干贝蛋花粥　制作视频

爆浆奶酪三文鱼肠　其他食谱视频

南瓜溶豆　其他食谱视频

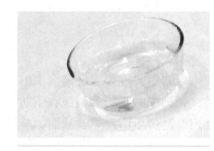

第一步　干贝洗净，温水浸泡3小时左右。

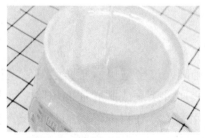

第二步　大米洗净，加清水煮成粥。

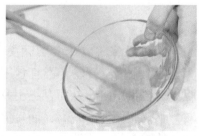

第三步　打一个鸡蛋，取蛋黄搅拌均匀。

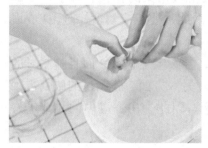

第四步　往粥里撕入干贝。

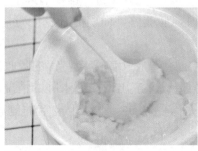

第五步　再加入蛋液，边搅拌边倒入。

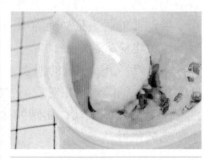

第六步　待蛋液凝固，撕入生菜搅拌均匀，再煲一下即可。

7 食谱名称 **板栗鸡肉焖饭**

食材准备 熟栗子60克，鸡胸肉半块，谷物米饭1碗，鸡蛋1个，食用油、虾皮粉和清水适量

推荐摄入量 熟栗子10克，鸡胸肉5克，谷物米饭10克，鸡蛋10克，虾皮粉3克

板栗鸡肉焖饭　　小银鱼南瓜汤面　　香菇油虾皮拌面

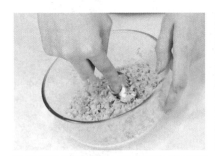

第一步 熟栗子压碎。

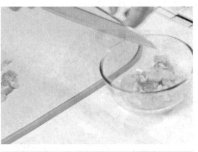

第二步 鸡胸肉洗净切粒，装入碗中。

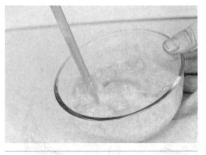

第三步 鸡胸肉里打入鸡蛋、虾皮粉，搅拌均匀。

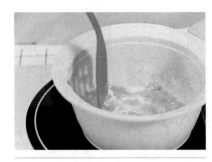

第四步 锅里倒油，小火加热，倒入鸡胸肉翻炒。

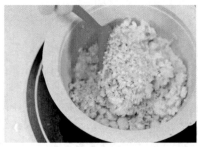

第五步 锅中倒入米饭和栗子蓉翻炒均匀。

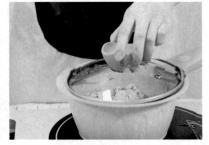

第六步 加入少量清水拌匀，加盖焖煮至水分收干、米粒涨大变软即可。

5. 过敏宝宝特殊食物预警

（1）肥肉。婴幼儿不宜食用肥肉，过多地摄入脂肪会导致宝宝体内的脂肪过剩，使血液中的胆固醇含量增多，从而存在引发心血管疾病或肥胖症的风险。而且，肥肉中的脂肪多为饱和脂肪酸，不仅胆固醇含量高，而且消化率低，在胃内停留的时间长，食用后易产生饱腹感，从而影响宝宝的进食量。高脂肪饮食还会影响宝宝对钙的吸收。

（2）蜂蜜。蜂蜜能够增强肠道蠕动并缩短排便时间，但婴幼儿胃肠功能还未健全，食用蜂蜜后容易引起腹泻。另外，蜜蜂在采取花粉酿蜜的过程中有可能会把被污染的花粉和毒素带回蜂箱。婴幼儿的肠道抗病能力弱，很容易被感染而引起食物中毒。因此，婴儿应禁食蜂蜜，1岁以后的宝宝也应少食蜂蜜。

（3）咸鸭蛋。过咸的鸭蛋一方面会直接影响宝宝对锌的吸收，导致宝宝缺锌，而且腌制过的咸鸭蛋中，钠的含量相对较高，会造成宝宝出现局部水肿的情况。另一方面，腌制过的咸鸭蛋中含有大量的亚硝酸盐，亚硝酸盐是致癌物质，不利于宝宝的健康。因此，10岁以内的儿童最好不要吃咸鸭蛋。

任务三 12月龄宝宝的营养需求、饮食指导和膳食安排

12月龄宝宝的肠胃系统已经发展得比较完全了，这个时候家长可以给宝宝吃米饭或面食了，宝宝的食物大多是米饭或面食，以牛奶为辅。我们也需要注意给宝宝荤素搭配，在辅食的选择上，可以给宝宝增添富含维生素的食物，如西红柿、肉类等。只有荤素搭配，才能满足宝宝所需要的营养。

一、12月龄宝宝的营养需求

1. 12月龄宝宝的营养特点

经过大半年的辅食喂养过程，大多数12月龄的宝宝已可以完全断奶，并逐渐养成了以一日三餐为主、早晚牛奶为辅的进餐习惯。少数宝宝可能由于某些原因还不能完全断奶，家长不用过于着急，可以再延长一段母乳喂养的时间，最晚不要超过一岁半。

宝宝养成独立吃饭的习惯至少要等到2岁左右，能够充分消化吸收大人吃的食物则需要等到5～6岁以后。因此家长需要多加照顾宝宝的饮食，食物要做得细、软、清淡，保证蛋白质和热量的供应，注意营养均衡，蔬菜和水果搭配合理，不能让宝宝养成偏食的坏习惯。

12月龄的宝宝与大人一起每日吃三餐的机会逐渐增多，但此阶段的宝宝乳牙还没有长齐，所以咀嚼能力比较差，消化吸收的功能也没发育完全，可以咀嚼成形的固体食物，但要做得细、软、烂。要根据每个宝宝的实际情况，安排每日的饮食，让宝宝从规律的一日三餐中获取均衡的营养，同时根据宝宝的活动规律合理搭配，兼顾蛋白质、脂肪、热量、微量元素等均衡摄取，做到食物多样化，促进宝宝的进食兴趣和全面的营养摄取。

2. 12月龄宝宝辅食添加原则

（1）重视宝宝食物结构转化的阶段。12月龄的宝宝处于乳类食物结构向普通食物结构转化的阶段，切忌人为地加快转化速度，要让宝宝慢慢接受固体食物。虽然这个阶段宝宝每日的食谱与成年人食物差别越来越小，但也要将食物做得细软，方便宝宝食用和吸收。在此阶段要保证宝宝营养的全面，从而保证宝宝生长发育的需要。

（2）坚持有规律地添加。此阶段可以适量地通过早晚补充奶粉来增加宝宝的营养，一般一天进餐3次，上、下午各1次点心，晚饭后除水果和奶粉外可逐渐做到不再进食，以预防蛀牙。夜晚可以根据宝宝的具体情况决定是否喂奶，临睡前喝少量奶，半夜里如果不醒可以不再喂奶。现阶段奶量不宜过多，400～500毫升为宜。

3. 12月龄宝宝的特殊营养需求

12月龄宝宝处在长骨骼和牙齿的重要阶段，钙是这阶段必须补充的元素，要重视给宝宝补钙，可以每天给宝宝喝400毫升以上的奶粉。此外，还可以给宝宝吃虾皮、紫菜、绿叶菜等，以补充钙质。

12月龄的宝宝处在智力迅速发育的关键时期，可以给宝宝添加鱼油，鱼油中含有DHA和EPA两种脂肪酸，对宝宝的神经系统发育比较好。深海鱼中也含有丰富的益智因子，平时可以给宝宝吃深海鱼。要注意的是，鱼肝油和鱼油不同，鱼肝油的主要成分是维生素A和维生素D，可以预防缺乏维生素而造成的夜盲症、佝偻病等，但不能过多服用，因为维生素可以从蔬菜和水果中获取。宝宝1岁后可以适量地吃鱼肝油。

12月龄的宝宝可以逐渐适应餐桌上的食物，这个阶段可以让宝宝建立一个良好的饮食习惯，根据宝宝自身需要逐渐增加喂养量，并注意清淡饮食。要实行营养配餐，制订每餐组配3种以上食物的食谱，经常变换主食，让粥、面条、面包、点心等食品交替出现，做法要更接近幼儿食品，做到软、细、易于吸收。比如喂软饭，面条也要煮软，然后切成约4厘米长。

4. 常见婴幼儿营养相关性疾病——维生素D补充过量中毒

儿童缺乏维生素D时会影响身体的发育，所以需要及时补充。通过口服维生素D制剂可以有效地补充这种营养物质，但是维生素D在血浆中的存留时间相当长，大剂量使用后，能使几年内血浆维生素D的含量都维持在较高水平。不同个体对维生素D的敏感性差别很大，尤其是婴幼儿等敏感人群，过多摄入可能会造成维生素D补充过量中毒，所以在给宝宝补充维生素D的时候一定要注意量，不能过多摄入。

（1）病因。

近年来屡有因维生素D摄入过量引起中毒的报道，应引起照护者的重视。维生素D中毒多由以下原因所致：① 短期内多次给予大剂量维生素D治疗佝偻病；② 预防量过大，每日摄入维生素D过多，或大剂量维生素D数月内反复肌注；③ 误将其他骨骼代谢性疾病或内分泌疾病诊为佝偻病而长期大剂量摄入维生素D。维生素D中毒剂量的个体差异大。一般小儿每日服用500～1 250微克（2万～5万IU），或每日50微克/千克（2 000 IU/千克），连续数周或数月即可发生中毒。敏感小儿每日100微克（4 000 IU），连续1～3个月即可中毒。

（2）临床表现。

维生素D中毒早期症状为厌食、恶心、倦怠、烦躁不安、低热、呕吐、顽固性便秘，体重下降。重症可出现惊厥、血压升高、心律不齐、烦渴、尿频、夜尿，甚至脱水、酸中毒；尿中出现蛋白质、红细胞、管型等改变，继而发生慢性肾衰竭。

疑维生素D过量中毒应立即停服维生素D，如血钙过高应限制钙的摄入，包括减少富含钙的食物摄入。加速钙的排泄，氢氧化铝或依地酸二钠可减少肠钙的吸收，使钙从肠道排出。口服泼尼松抑制肠内钙结合蛋白的生成而降低肠钙的吸收，亦可试用降钙素，注意保持水及电解质的平衡。

（3）维生素D补充过量中毒的预防。

① 应该加强宣教，增强患儿家长对维生素D的认识，严格掌握预防量，防止滥用，在喂养各种婴儿配方奶粉和其他乳品以及强化食品时，一定要仔细阅读配方中维生素D的含量，每天尽量不要超过800 IU的最高安全剂量。

② 最好不要同时服用两种维生素D制剂，严格掌握维生素D突击疗法适应症，使用大剂量维生素D治疗前，要了解患儿以前使用维生素D的情况，严格控制维生素D使用的剂量和时间。有条件时应该监测25羟-D_3的含量。

二、12月龄宝宝的饮食指导

1. 12月龄宝宝的饮食特点

12月龄宝宝的饮食主要是以牛奶、面条、蛋泥和稀烂粥为主。可以在早上起床和晚上10点喂宝宝喝配方奶或者母乳，在上午10点可以给宝宝煮些稀烂的粥，也可以搭配炒豆芽或豆腐，有助于提高宝宝的食欲。

在下午2点左右可以给宝宝喂清汤面条，面条的碳水化合物含量比较高，对补充婴儿水分和营养很有帮助。在晚上6点左右也可以喂宝宝喝一些稀粥。平时宝宝可以多吃豆制品和蔬菜，有助于补钙和维生素。在餐后可以让宝宝多喝水，培养宝宝用勺子和杯子来喝水的好习惯。

宝宝营养需求的主要食物包括肉、鱼、鸡蛋和水果，在为宝宝定制辅食时，要保证脂肪和胆固醇满足宝宝成长的需求。1岁左右的宝宝容易有缺乏微量元素的病症，所以均衡饮食、适当补充维生素是很有必要的。

2.12月龄宝宝的配餐原则

（1）坚持恰当搭配、细微调整的原则。12月龄宝宝已经会用牙床咀嚼食物了，这个阶段可以让宝宝充分练习咀嚼，给宝宝适当添加有硬度的食物。恰当地搭配食物的种类，可以保证宝宝的营养均衡，避免宝宝偏食。但应注意不能太混杂，以免宝宝出现过敏现象。在增加半固体食物时，要注意食物的软硬度，肉类、蔬菜类需要软一些，水果类可以硬一些。辅食的味道要清淡，重油、很甜或过咸的食物并不适合12月龄的宝宝食用。每天可给宝宝继续喂奶，并喂3次辅食，餐间可以给宝宝吃一些健康的小零食。

（2）适量补充维生素。12月龄的宝宝可以继续喂自制的果泥以补充维生素，但自制果泥要考虑水果中农药残留的问题，注意外出携带时的保存和食用。如果挑选独立袋包装的果泥，要选择无添加防腐剂、色素、香料以及蔗糖的果汁泥。

3.12月龄宝宝的辅食烹调禁忌

12月龄的宝宝虽然可以一日三餐正常吃辅食了，但宝宝的辅食仍然需要单独制作，以清淡为主，避免添加较多的盐、酱油、糖等调味剂。摄入过多的盐、糖和色素等会加重宝宝肾脏的排泄负担，影响到身体发育。宝宝的味觉发育尚未成熟，过早添加酱油、蔗糖等调味品，不利于宝宝味觉的发育和其他辅食的添加。

三、12月龄宝宝的膳食安排

1.餐次和进餐时间安排

12月龄的宝宝开始进入每日三餐两点的饮食模式，每天可喂奶2次，每次喂250毫升。可以在6：00、22：00各喂1次奶。在8：00～9：00、12：00～13：00、18：00各添加1次辅食。另外在两餐辅食之间还可以各添加一些蔬果汁、水果片、饼干条等作为小点心。

2.12月龄宝宝可添加的食物建议（见表5-5）

表5-5　12月龄宝宝食物建议

食物类别	食　　材
主　食	粥、面食（面条、面片、包子、饺子、馄饨等）、软饭
辅　食	母乳或配方奶、白开水、鱼肝油（维生素A、维生素D比例为3：1）、果汁、菜汁、菜汤、肉汤、米粉（糊）、磨牙食品、菜泥、水果、肉末（松）、碎菜末、肝泥、动物血、豆制品、蒸全蛋、馒头、面包、小点心（自制蛋糕等）

3.辅食餐次时间表（见表5-6）

表5-6　12月龄宝宝辅食餐次时间表

餐次	时间	母乳或配方奶，辅食
上午	6：00	母乳喂哺10～20分钟或牛奶、配方奶200毫升，菜泥30克
	8：00	喂磨牙食品或小点心若干，菜汤或肉汤100～120毫升，水果1～3片

续　表

餐次	时间	母乳或配方奶，辅食
上午	10：00	喂粥一小碗（加肉松、菜泥、菜末等），鸡蛋半个，饼干2块或馒头一小块
	12：00	喂碎肉末、碎菜末、豆腐、动物血、肝30～60克，温开水、果汁或菜汁100～120毫升
下午	14：00	喂软饭一小碗，碎肉末、碎菜末、豆腐、动物血或肝30～60克，鸡蛋半个
	16：00	喂磨牙食品或小点心若干，水果1～3片，温开水、果汁或菜汁100～200毫升
	18：00	喂面条、面片一小碗或小饺子3～5个，或小馄饨5～7个，豆腐、动物血、肝末、肉末或碎菜末30～50克，肉汤50～100毫升
夜间	20：00	喂馒头、蛋糕或面包一小块，磨牙食品若干，温开水、果汁或菜汁100～120毫升
	22：00	喂母乳10～20分钟或牛奶、配方奶200毫升

4. 12月龄宝宝的食谱推荐

1　**食谱名称**　番茄土豆烩饭

食材准备　番茄1个，土豆1个，软米饭1碗，葱花2根，海苔粉适量

推荐摄入量　番茄5克，土豆5克，软米饭20克

番茄土豆烩饭

上校鸡块

紫菜虾滑汤

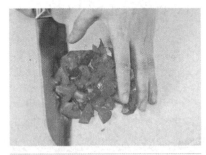
第一步　番茄划十字，开水烫熟，去皮切块，土豆去皮切块。

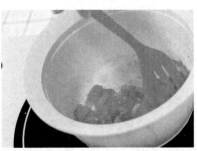
第二步　番茄倒入锅中炒出汁。

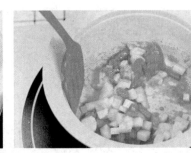
第三步　放入土豆炒至半生。

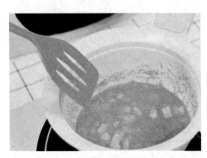
第四步　加上适量酱油、水，炖熟。

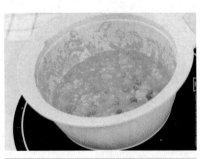
第五步　加米饭收汁，撒上葱花。

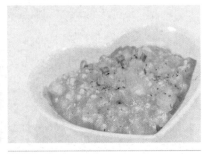
第六步　盛入碗中，撒上海苔粉即可。

2 食谱名称　牛肉小饼

食材准备　山药50克，牛肉100克，葱，生姜

推荐摄入量　山药5克，牛肉10克

牛肉小饼

藜麦南瓜布丁

软糯香甜宝宝春卷

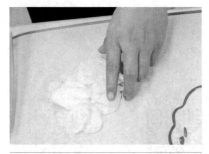
第一步　山药去皮洗净，切成小块。

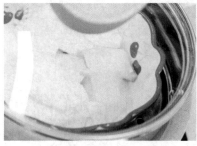
第二步　山药块上锅蒸熟。

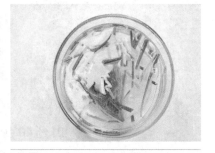
第三步　牛肉放入葱姜水浸泡去腥。

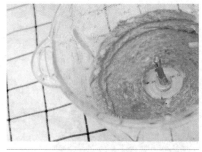
第四步　将牛肉、山药倒入搅拌机，搅打均匀成泥。

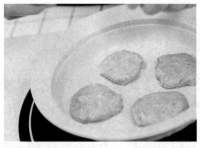
第五步　起锅刷油，依次放入做好的牛肉小饼煎6分钟。

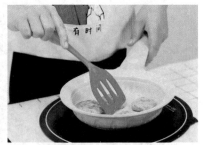
第六步　翻面煎4分钟即可。

3 食谱名称　蛋丝米粥

食材准备　大米50克，清水250毫升，鸡蛋1个，豌豆粒20克

推荐摄入量　大米15克，鸡蛋10克，豌豆粒5克

蛋丝米粥

山楂粥

鲜蔬菜团子

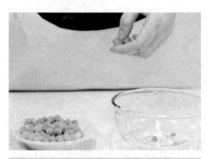
第一步　豌豆粒焯水后，剥掉外衣。

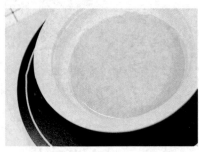
第二步　起锅刷油，倒入蛋液晃平。

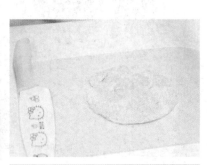
第三步　6分钟后翻个面，熟透出锅。

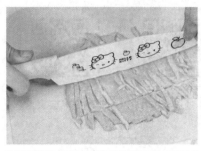

第四步 切成均匀的蛋丝。

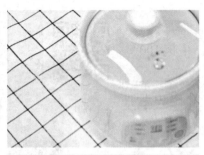

第五步 大米洗净,加清水煮粥。

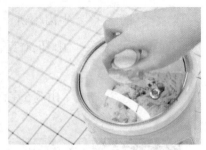

第六步 大米煮开后倒入豌豆和蛋丝,再煮5分钟即可。

4 食谱名称 腊八粥

食材准备 山药40克,大米30克,红米60克,有机红枣30克,枸杞10克,南瓜80克

推荐摄入量 山药5克,大米10克,红米10克,有机红枣3克,南瓜5克

腊八粥

鲜嫩牛肉面

口袋苹果

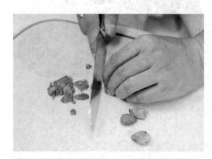

第一步 红枣剥皮、去核,切丁。

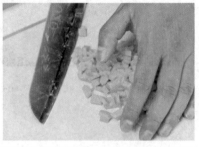

第二步 南瓜、山药去皮,切丁。

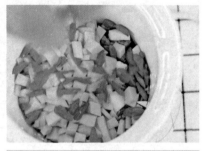

第三步 小炖锅中倒入大米、红米、红枣丁、山药丁、南瓜丁、枸杞。

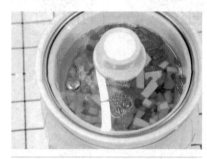

第四步 锅中加600毫升清水,盖上盖子。

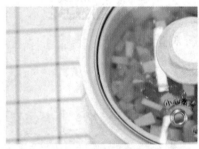

第五步 小炖锅调成煮粥模式,煮1小时。

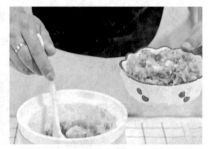

第六步 煮好的粥用勺子拌匀,盛出。

5 食谱名称 酸奶紫薯蛋糕

食材准备 鸡蛋1个,紫薯30克,低筋面粉10克,酸奶120克

推荐摄入量 鸡蛋10克,紫薯3克,低筋面粉10克,酸奶5克

酸奶紫薯蛋糕

鲜虾丝瓜羹

红枣剪刀面

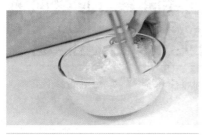

第一步 碗里磕入鸡蛋，加入酸奶和低筋面粉搅匀。

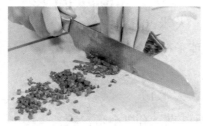

第二步 紫薯洗净去皮，切小丁。

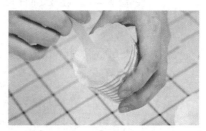

第三步 模具提前刷油。

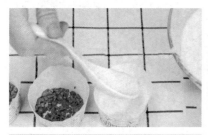

第四步 放入切好的紫薯，再倒入面糊。

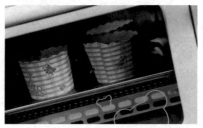

第五步 放入烤箱，温度调至150度，烤45分钟。

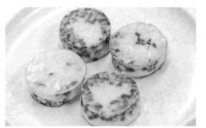

第六步 冷却后脱模，切成小块就可以抓着吃了。

6 食谱名称 板栗瘦肉粥

食材准备 鸡毛菜5克，有机小米20克，大米30克，猪里脊30克，熟板栗肉30克

推荐摄入量 鸡毛菜3克，有机小米5克，大米10克，猪里脊5克，熟板栗肉3克

制作视频
板栗瘦肉粥

其他食谱视频
鱼香牛肉丸

其他食谱视频
鹰嘴豆田园饼

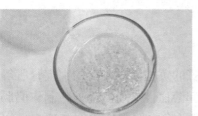

第一步 大米、小米洗净，浸泡备用。

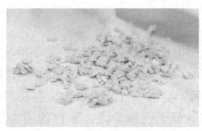

第二步 猪里脊切块，和生姜一起下锅煮，捞出用清水冲洗一下后剁碎。

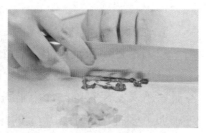

第三步 鸡毛菜焯水后菜梗斜切粒，菜叶切丝。

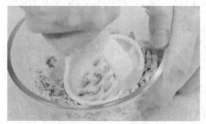

第四步 熟板栗肉压成泥。

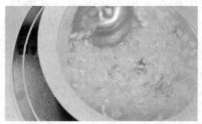

第五步 大米和小米倒入开水锅中煮开，倒入猪里脊、板栗泥和菜梗。

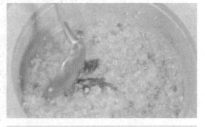

第六步 3分钟后下菜丝，再煮2分钟左右即可。

7 食谱名称　莲子排骨粥

食材准备　芹菜10克，大米30克，芋头60克，排骨60克，莲子6颗，有机小米20克

推荐摄入量　芹菜3克，大米10克，芋头3克，排骨8克，莲子3克，有机小米5克

莲子排骨粥

爆浆小米烙

鲜香茄子圈

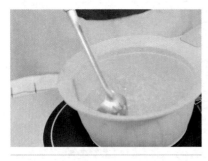
第一步　先把莲子浸泡2小时，芹菜切段，焯水3分钟。

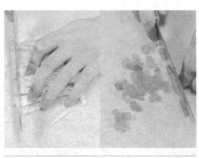
第二步　芹菜和芋头切小丁备用。

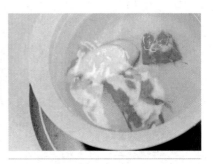
第三步　排骨中加入姜片煮15分钟，捞出洗净备用。

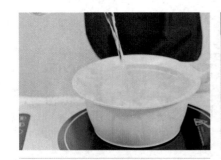
第四步　锅中倒入排骨和1 000毫升清水，大火煮40分钟。

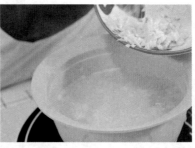
第五步　倒入大米、小米、芋头和莲子，转中火煮17分钟。

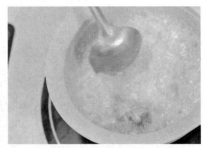
第六步　最后倒入芹菜丁，煮3分钟即可。

5. 过敏宝宝特殊食物预警

12月龄的宝宝能吃很多食物，但是以下这些食物还是不能吃。

（1）腊肠。腊肠属于腌制食品，含有亚硝酸，会加重人体肾脏的负担。小月龄的宝宝肾脏等各器官还未发育完善，食用腊肠后，会增加肾脏的负担，容易引起溶血性贫血。此外，制作腊肠时添加了多种调味剂，宝宝的味觉处于发育阶段，不宜食用。腊肠肉中的肥肉比例高达50%以上，含有极高的脂肪和动物性蛋白，宝宝摄入后，容易导致体内脂肪过剩，增加肥胖症的概率。因此，3岁以内的宝宝应禁止食用腊肠，10岁以下的儿童也应少食或不食腊肠。

（2）熏肉。熏肉在制作过程中加入了很多盐腌渍，人体摄入较多的盐，易引起体内水钠潴留，造成水肿。熏肉的热量很高，脂肪含量丰富，大量的脂肪摄入容易引起心脑血管疾病，甚至导致营养过剩，使宝宝出现肥胖症。而且熏肉在腌制过程中容易产生过氧化物，其过氧化值不断上升，对宝宝的健康有害。

（3）咸鱼。咸鱼中含有大量的二甲基亚硝酸盐，这种物质进入人体后，会转化为致癌性很强的二甲基亚硝胺，这种物质会对宝宝的健康造成极大的伤害。咸鱼中含有较高的盐，高盐食品一方面会加重宝宝的肾脏负担，造成宝宝出现局部水肿，另一方面还易诱发高血压病。因此，3岁以内的宝宝应禁食咸鱼，10岁以下的儿童也应少食或不食咸鱼。

（4）花椒。花椒作为一种常见的调味品，不建议宝宝食用。一方面，花椒容易消耗肠道水分而使胃腺体分泌减少，造成人体肠道干燥、便秘等症状；另一方面，宝宝的味蕾很敏感，且发育不完善，花椒的口味太重，不利于宝宝味蕾的发育。因此，2岁以内的宝宝不宜食用花椒，2岁以后也不宜多食。

▶▶ 小　结

10～12月龄宝宝身体和大动作迅速发展，从爬行到学习站立，身体会消耗更多能量，在营养搭配上需要更全面和丰富。本模块主要介绍了10～12月龄宝宝的营养需求、饮食指导以及膳食安排。10～12月龄宝宝在饮食上尤其要注意维生素A缺乏、维生素D中毒、过敏等状况的发生。

▶▶ 思考与练习

一、选择题

（一）单项选择题

1. （　　）的宝宝可以开始添加粥、软饭、面、青菜、蛋、肉等多种食物。

　　A. 2月龄　　　　　B. 5月龄　　　　　C. 10月龄　　　　　D. 12月龄　　　　　E. 14月龄

2. 给11月龄宝宝添加辅食，应（　　），让宝宝肠胃逐步适应。

　　A. 从少量开始，逐渐增多　　　　B. 少量重油

　　C. 多糖少油　　　　　　　　　　D. 少量开始，但不用注重调味

　　E. 从大量开始

3. 11月龄的宝宝辅食间隔时间为（　　）比较合适。

　　A. 3小时　　　　B. 3.5小时　　　　C. 4小时　　　　D. 4.5小时　　　　E. 5小时

4. 10月龄宝宝的特殊营养需求除了维生素B、维生素C、维生素D外还有（　　）。

　　A. 维生素A　　　B. 维生素E　　　C. 维生素K　　　D. 铁　　　E. 固醇

5. 12月龄的宝宝，应每天保证（　　）毫升奶量摄入才不会缺钙。

　　A. 500～700　　B. 200～300　　C. 800～900　　D. 300～500　　E. 100～200

（二）多项选择题

1. 10月龄宝宝添加辅食以（　　）为主。

　　A. 柔软　　　B. 坚硬　　　C. 流质　　　D. 半固体　　　E. 软烂

2. 10月龄宝宝的特殊营养需求有（　　）。

　　A. 维生素B_1　　B. 维生素C　　C. 维生素D　　D. 维生素E　　E. 维生素K

3. 维生素A缺乏症的病因有（　　）。

　　A. 原发性因素　　B. 消化吸收　　C. 储存利用　　D. 遗传因素　　E. 环境因素

4. 12月龄宝宝辅食的烹饪应注意（　　）。

　　A. 清淡为主　　　　　　B. 重盐为主　　　　C. 添加酱油等调味料

　　D. 添加固体食物　　　　E. 重糖为主

5. 12月龄的宝宝不可食用的食品有（　　）。

　　A. 腊肠　　　B. 花椒　　　C. 清粥　　　D. 熏肉　　　E. 辣酱

二、判断题

1. 10月龄宝宝的辅食可根据大人标准来准备，不必特别准备。　　　　　　　　　　　　（　　）

2. 宝宝进入10月龄阶段,维生素对宝宝大脑发育的影响加大,日常生活中要给宝宝吃一些富含维生素的食物。 （   ）

3. 缺乏维生素A不会对宝宝的生长产生影响。 （   ）

4. 11月龄的宝宝食物要单独烹调,餐具要避免混用,要在饭前饭后清洗消毒。 （   ）

5. 12月龄的宝宝不能食用任何坚硬的食品。 （   ）

三、简答题

1. 简述11月龄宝宝的配餐原则。

2. 12月龄宝宝的辅食烹调禁忌有哪些?

四、实训任务

　　梅梅家的宝宝11个月了,最近有点不舒服,一到晚上就看不清东西,眼睛疼痛畏光,皮肤干燥、发痒,摸起来有粗砂感。梅梅很着急,不知所措。

　　（1）梅梅家的宝宝怎么了?

　　（2）应该如何预防这类情况的出现?

第 二 部分

托小段
（13 ～ 24个月）

宝宝1岁以后，与之前有显著的不同，他们长高了、长胖了，能坐、能爬、能站甚至能走，身体需要大量营养和能量助力其成长。这个阶段在母乳喂养的同时，可以逐步引入牛奶、酸奶、奶酪等乳制品。无法母乳喂养或母乳不足时，建议以合适的幼儿配方奶作为补充，可引入少量牛奶、酸奶、奶酪等作为宝宝辅食的一部分，奶量应维持约每天500毫升，逐步为戒奶做准备。

　　本部分主要围绕托小段（13～24个月）宝宝的饮食需求和营养膳食，详细专业地介绍了此年龄阶段的营养需求、饮食特点，图文并茂地呈现了膳食安排，为新手妈妈、婴幼儿照护者创设科学合理的宝宝饮食提供了全面的支持，同时关注到宝宝良好进餐习惯的培养。

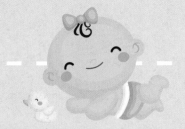

模块六

13～15月龄宝宝的饮食与营养

模块导读

这个月龄段宝宝的营养需求极高，辅食应单独制作，添加应比之前更丰富。辅食以软烂食物为主，可适当提供一些能够咀嚼的半固体食物，逐步过渡到戒奶的状态中。

本模块详细地介绍了13～15月龄宝宝的营养需求、饮食特点，图文并茂地呈现了膳食安排，并注意培养宝宝良好的饮食卫生习惯。

学习目标

1. 了解13～15月龄宝宝的营养需求和饮食特点。
2. 能够合理地安排13～15月龄宝宝的营养膳食。
3. 有效指导13～15月龄宝宝的饮食，形成良好的饮食卫生习惯。

内容结构

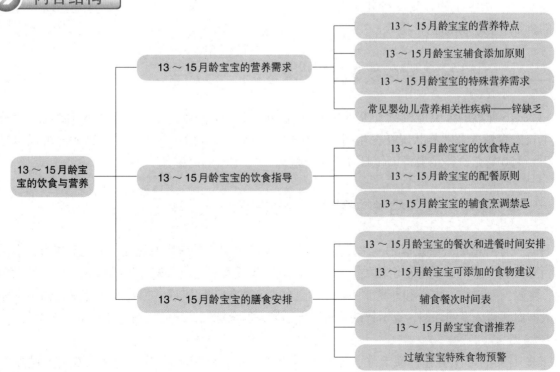

13～15月龄宝宝的营养需求
- 13～15月龄宝宝的营养特点
- 13～15月龄宝宝辅食添加原则
- 13～15月龄宝宝的特殊营养需求
- 常见婴幼儿营养相关性疾病——锌缺乏

13～15月龄宝宝的饮食指导
- 13～15月龄宝宝的饮食特点
- 13～15月龄宝宝的配餐原则
- 13～15月龄宝宝的辅食烹调禁忌

13～15月龄宝宝的膳食安排
- 13～15月龄宝宝的餐次和进餐时间安排
- 13～15月龄宝宝可添加的食物建议
- 辅食餐次时间表
- 13～15月龄宝宝食谱推荐
- 过敏宝宝特殊食物预警

任务一 13～15月龄宝宝的营养需求

13～15月龄的宝宝一天可以吃三餐，在上午和下午时各加一份点心。三餐要注意营养，蛋白质、脂肪、淀粉、维生素、矿物质等都不可缺少，可以给宝宝每周吃两次鱼或虾，补充钙质。同时应该让宝宝每天吃新鲜蔬菜，因为蔬菜中所含的纤维素较多，还含有丰富的矿物质和各种维生素、蛋白质等，这些都是宝宝生长发育不可缺少的物质。

一、13～15月龄宝宝的营养特点

13～15月龄的宝宝每天可以喝奶2次，总量500～600毫升，添加主食三餐及一餐水果。每天添加的主食可以是软饭、面条、小包子、小饺子等100～150克，碎菜150～200克，鱼禽肉末50～75克，每周3～4次红肉以预防贫血，全蛋1个，植物油20～25克，水果100～150克，肝泥50克/周。可以适当加盐等调味品，做到膳食均衡，色香味全面，以促进食欲。可以学习自己用勺子进食，用杯子喝奶，与成人同桌进餐。1周岁以上的宝宝可喝牛奶，但不宜喝酸奶，因为大多数酸奶含糖，不利于儿童健康。

二、13～15月龄宝宝辅食添加原则

1. 坚持因人而异的合理搭配添加原则

13～15月龄宝宝每日食谱与成年人食物差别越来越小，每天的三餐要依据幼儿活动的规律合理搭配，兼顾热量、脂肪、蛋白质、微量元素等食物营养素的均衡摄入。

2. 遵循多样化原则

每日每餐给宝宝的食物品种要尽可能多样化，一周内的食谱尽可能不要重复，以维持幼儿良好的食欲和营养素的正常摄入。

三、13～15月龄宝宝的特殊营养需求

13～15月龄的宝宝应继续补充维生素D600 IU/日，建议补充复合维生素AD制剂。应根据宝宝生长发育情况及喂养状况在医生指导下补充钙、铁、锌等微量元素，其中钙元素可以每日补充100～150毫克，锌元素可以每日补充3毫克。

四、常见婴幼儿营养相关性疾病——锌缺乏

锌是人体必需的微量元素之一，其在体内的含量仅次于铁。锌与胎儿发育、儿童智力、生长发育、新陈代谢、组织修复均密切相关。锌缺乏是由于锌摄入不足或代谢障碍导致的，会引发以食欲减退、生长发育迟缓、皮炎和异食癖为临床表现的营养素缺乏性疾病。尽管近50年来有诸多国家开展了人群血浆锌浓度的评估，提示锌缺乏有流行趋势，但全球锌缺乏的资料仍然不足。

1. 病因

很多因素都可以引起锌缺乏症，如锌元素摄入不足、肠道吸收不良、锌元素丢失过多以及

长期感染、遗传性吸收障碍等疾病因素，尤其是人工喂养的宝宝。

（1）摄入不足。母乳中锌的生物利用率比牛乳或大豆蛋白高，比牛乳更容易消化吸收，所以人工喂养的宝宝容易发生锌缺乏。6个月以上的宝宝应及时添加辅食，同时要添加含锌丰富的动物性食物。动物性食物不仅含锌丰富而且易于吸收，坚果类如核桃、板栗、花生等含锌也很丰富，可以适量给宝宝添加。如果长期只给宝宝添加植物性辅食，也会因为植物性食物含锌少，导致锌缺乏。

（2）肠道吸收不良。如果宝宝有消化系统疾病，如慢性腹泻、慢性痢疾、胆囊纤维化、肠道感染等疾病，均可减少人体对锌的吸收。谷类食物中含植酸盐或纤维素，可造成锌的吸收不良。当食物中其他二价离子如钙、铁等含量过多，也会影响锌的吸收。

（3）丢失过多。如钩虫病、疟疾可造成反复失血、溶血，也会引起锌的丢失。还有外伤、烧伤和手术时，因需要将血液中的锌转运到创伤组织处利用，帮助伤口愈合，造成血锌降低。大量出汗也会造成锌的丢失过多。此外，长期感染、发热时的锌需要量增加，同时食欲减退，如不及时补充，则也会导致锌缺乏。

2. 临床表现

缺锌的症状有很多，如果出现明显的缺锌，在临床上可以表现为以下症状：

第一，缺锌会影响味蕾细胞更新和唾液磷酸酶的活性，使舌黏膜增生、角化不全，导致食欲减退，味觉异常，甚至发生异食癖，出现反复的口腔溃疡，伴有消化不良、慢性腹泻等症状，宝宝还会出现脸色苍白、精神萎靡不振。

第二，毛发的改变。缺锌可以导致脱发，让婴幼儿毛发比较稀少，另外容易发生反复性皮炎。

第三，缺锌可妨碍生长激素轴功能以及性腺轴的成熟，导致生长发育出现明显落后，出现生长发育迟滞、身材矮小。严重的可导致脑DNA和蛋白质合成障碍，脑内谷氨酸浓度降低，影响宝宝的智力和行为的发育。长此以往还会导致第二性征发育出现延迟、青春期出现推迟的情况。

第四，缺锌还可导致T淋巴细胞功能损伤而容易发生感染。如果发生了创伤，伤口不容易愈合。还会使得免疫功能受到损伤，容易发生各种感染，导致病程经常反复，难以治愈。

3. 锌缺乏的预防

提倡母乳喂养，坚持平衡膳食是预防婴幼儿缺锌的主要措施，应戒绝挑食、偏食、吃零食的习惯。对可能发生缺锌的情况如早产儿、人工喂养儿、营养不良儿，长期腹泻、大面积烧伤的患儿等，均应适当补锌。

锌含量高的食物以瘦肉、猪肝、鱼类、蛋黄等为主，其中以牡蛎含锌量最高。动物性食品含锌量普遍较多，每100克动物性食品中大约含锌3～5毫克，并且动物性蛋白质分解后所产生的氨基酸还能促进锌的吸收。植物性食品中锌较少，每100克植物性食品中大约含锌1毫克。含有锌的蔬菜和水果不是很多，植物性食物中含锌量相对较高的有豆类、花生、小米、萝卜、大白菜、葵花籽等。

任务二 13～15月龄宝宝的饮食指导

在为13～15月龄宝宝充分准备合理膳食的基础上，要考虑宝宝的饮食特点和营养需求，为宝宝进行科学合理的饮食添加。

一、13 ～ 15月龄宝宝的饮食特点

13 ～ 15月龄的宝宝在保证营养足够的基础上，膳食安排要逐步过渡到成人膳食。为这一时期宝宝选择的食物必须含有丰富的营养素，重视动物蛋白和豆类的补充。特别应补充一定量的牛奶，以保证优质蛋白质的供应，但一般不超过800毫升。

13 ～ 15月龄的宝宝基本上已经断奶了，主要食物以一日三餐为主。此时的宝宝已经开始懂得选择自己喜欢的食物，可以判断自己有没有吃饱，有的宝宝喜欢吃饱一点，有的宝宝喜欢吃七成饱，这个时候家长要注意对于宝宝吃东西不要要求太多。挑食的行为会从这个时期开始，因此，家长要引导宝宝吃各类食物，不要太溺爱宝宝，以免养成挑食的习惯，从而影响其正常的发育。

13 ～ 15月龄宝宝每天的饮食习惯并不稳定，而且难以预测。比如在早餐时宝宝可能看到什么食物都吃，但是一天里的其他时间宝宝几乎不再吃任何食物，或者宝宝一连3天只吃喜爱的食物，但以后就再也不吃了。

二、13 ～ 15月龄宝宝的配餐原则

1. 逐步向成人膳食过渡的原则

13 ～ 15月龄宝宝饮食安排的原则是应保证其足够的营养，从以奶为主的饮食过渡到成人膳食。

2. 坚持规律进餐习惯养成原则

这个阶段的宝宝要开始培养规律进餐的习惯，每天吃三顿饭，两次加餐，每餐之间相隔3 ～ 4小时。如果宝宝一直不规律饮食，会使他逐渐丧失感觉饿的能力。如无聊了吃东西，觉得紧张或烦躁了吃东西，玩的时候吃东西，在路上吃东西等，这种习惯不仅容易导致宝宝发胖，还会使他因为不规律饮食而营养不良。这个阶段是宝宝身体发育的关键时期，每天应按时、按顿、按量（或适量）给宝宝吃东西。

三、13 ～ 15月龄宝宝的辅食烹调禁忌

13 ～ 15月龄宝宝依然不太会咀嚼食物，牙齿都还没长齐，这要求食物的初加工要切割，切的原则宜小不宜大，可以切成颗粒状以锻炼宝宝的咀嚼能力。蔬菜应当浸泡并清洗干净，预防有农药残留，在择菜的时候要仔细，去除枯萎部分，不放过任何一只菜虫。对于肉类要认真把骨头和鱼刺剔除，以免宝宝被鱼刺卡喉或者咬坏牙齿。形状上食材可以切得可爱一点，激发宝宝用餐兴趣，提高宝宝食欲。

在制作13 ～ 15月龄宝宝的辅食时，应尽可能选择炒、蒸、煮、焖等烹饪方式，不要选择用油炸、油煎或者烧烤的方式，容易破坏宝宝的各种感官。

烹调还应注意调味，要尽量清淡，不能重口味，少盐少糖，不用味精、辣椒等，不能用成人的口味去衡量宝宝。烹饪肉类时一定要煮熟、煮透，可以将肉类剁碎，加点鸡蛋煮成糊，方便宝宝进食吸收。

辅食有助于促进宝宝的咀嚼、消化、吸收等能力。辅食制作不是一成不变的，应当根据宝宝的生长发育情况，做出适当的改变，逐渐从简单变为复杂多样，让宝宝慢慢地适应。宝宝的口味也会慢慢变化，辅食的口味也需要顺势调整。

任务三 13～15月龄宝宝的膳食安排

这个阶段可以为13～15月龄宝宝准备多样化的营养膳食，帮助宝宝构建良好的饮食习惯，有助于宝宝身体茁壮健康成长。

一、13～15月龄宝宝的餐次和进餐时间安排

13～15月龄的宝宝可以吃一日三餐，在三餐之间补充水果、牛奶和白开水等。一般早上7:00起床以后可以给宝宝喝白开水，早餐吃营养米粥，米粥里可以加蛋黄或者碎肉。中午可以给宝宝吃软米饭，配骨头汤和肉类食物，适当添加绿色蔬菜。晚餐可以给宝宝吃软面条，面条需煮得烂一些，有利于宝宝的消化吸收。在两餐之间可以给宝宝添加水果或者牛奶，在临睡前一小时可以给宝宝再喝一点牛奶。

二、13～15月龄宝宝可添加的食物建议

食物类别	食 材
主　食	粥，面食（面条、面片、包子、饺子、馄饨等），软饭
辅　食 磨牙食品	母乳/配方奶、白开水、鱼肝油（维生素A、维生素D比例为3:1）、水果、菜、肉、磨牙食品、肉末（松）、碎菜末、肝粒、动物血、豆制品、蒸全蛋、馒头、面包、小点心（自制蛋糕、饼干、蛋饼等）

备注：一岁以上的宝宝基本所有食材都能尝试了，除了鱼刺比较多的鱼类和容易造成窒息风险的坚果类需要注意烹饪方法外，基本所有食材都能吃

三、辅食餐次时间表

13～15月龄宝宝的辅食可参考表6-1进行安排。

表6-1 13～15月龄宝宝辅食餐次时间表

餐　次	时　间	母乳或配方奶，辅食
上　午	6:00	母乳哺乳10～20分钟或配方奶200毫升
	8:00	正餐：配方奶200～250毫升，可搭配适量点心
	10:00	加餐：少量水果或果汁，补充维生素
	12:00	正餐：荤素搭配，粗细结合，包括碳水化合物、动物蛋白质、蔬菜等 建议：喂软饭一小碗，碎肉末/碎菜末/豆制品/动物血/动物肝30～60克，鸡蛋半个
下　午	16:00	加餐：新鲜水果、果泥适量，易消化的小点心
	18:00	正餐：荤素搭配，粗细结合，以易消化吸收的食物为宜
夜　间	20:00	加餐：配方奶200～250毫升

四、13 ～ 15月龄宝宝食谱推荐

1 **食谱名称** 肉菜土豆饼

食材准备 土豆120克，中筋面粉30克，肉馅30克，娃娃菜2片，番茄酱20克

推荐摄入量 土豆15克，中筋面粉10克，肉馅3克，娃娃菜3克，番茄酱3克

肉菜土豆饼　　　　牛肉奶酪小饼　　　　软糯米饼

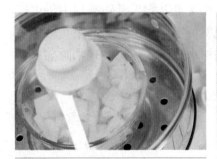
第一步　土豆洗净去皮，切块，上锅蒸熟备用，娃娃菜切碎。

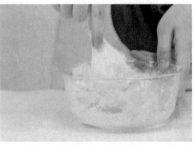
第二步　熟土豆压成泥，加入中筋面粉混合均匀。

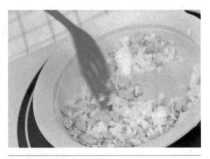
第三步　锅里倒油，小火加热，倒入肉馅和娃娃菜炒熟。

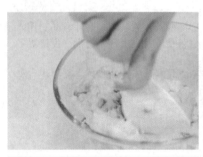
第四步　炒熟的食材倒入土豆面团中混合均匀。

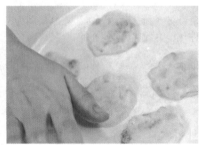
第五步　勺子舀起，压扁成小饼。

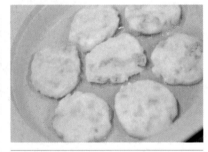
第六步　锅里小火加热，放入土豆饼慢火煎香，煎至两面金黄即可。

2 **食谱名称** 香蕉红薯软饼

食材准备 红薯块150克，糯米粉60克，牛奶30克，细砂糖5克，香蕉1根

推荐摄入量 红薯块5克，糯米粉10克，牛奶5克，香蕉5克

香蕉红薯软饼　　　　山药青菜面饼　　　　紫米小松糕

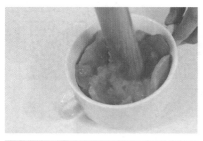

第一步　红薯切块蒸熟，趁热压泥。

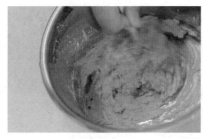

第二步　加入糯米粉搅拌均匀，再倒入牛奶、细砂糖搅拌均匀。

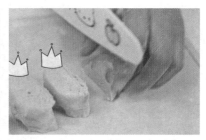

第三步　取出，揉成光滑面团，切成小块。

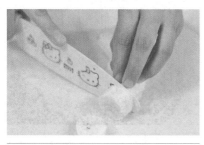

第四步　香蕉切片。

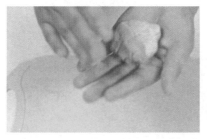

第五步　抓取一点面团揉圆压平，面饼中间放一片香蕉，包起来压成饼。

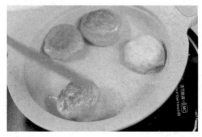

第六步　锅里扫油，放入软饼两面煎香。

3 食谱名称　青红萝卜猪骨汤

食材准备　青萝卜1/3个，胡萝卜1/3个，猪骨100克，瘦肉80克，蜜枣2颗

推荐摄入量　青萝卜5克，胡萝卜5克，猪骨10克，瘦肉5克

青红萝卜猪骨汤

手抓肉

小米杂蔬卷

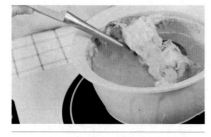

第一步　猪骨冷水入锅焯水，捞出猪骨冲洗干净。

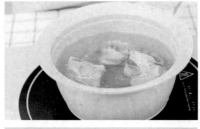

第二步　蜜枣、瘦肉、猪骨冷水下锅。

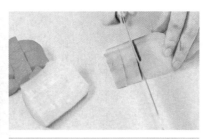

第三步　胡萝卜、青萝卜切小块。

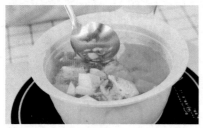

第四步　锅中放入青萝卜和胡萝卜。

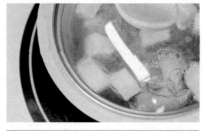

第五步　大火煲15分钟后转小火煲60～90分钟。

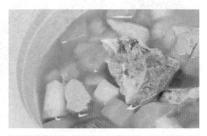

第六步　加盐调味，拌匀。

4 **食谱名称** 茄汁滑蛋龙利鱼

食材准备 龙利鱼肉50克，鸡蛋1个，番茄酱30克，玉米淀粉5克，牛奶30克，食用油、清水、盐适量

推荐摄入量 龙利鱼肉15克，鸡蛋5克，番茄酱3克，牛奶5毫升

茄汁滑蛋龙利鱼

娃娃菜虾滑汤

牛油果西蓝花鸡胸肉丸

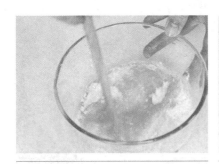
第一步 碗中打入鸡蛋，倒入牛奶、玉米淀粉搅匀。

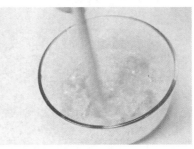
第二步 龙利鱼肉倒入蛋液里，搅拌均匀。

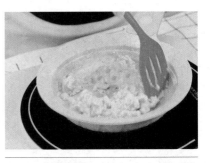
第三步 倒油热锅，倒入龙利鱼肉和蛋液快速翻炒。

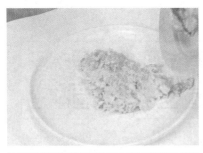
第四步 出锅装盘备用。

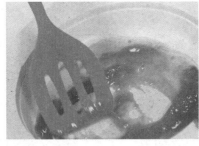
第五步 锅里倒入番茄酱、少量盐、清水，混合烧开。

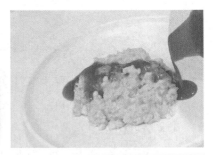
第六步 最后将番茄汁淋在滑蛋龙利鱼上。

5 **食谱名称** 锡纸烤番茄三文鱼

食材准备 三文鱼块100克，番茄1个，青椒1个，盐、食用油适量

推荐摄入量 三文鱼块20克，番茄5克，青椒5克

锡纸烤番茄三文鱼

白菜虾仁蛋炒饭

牛肉萝卜面线

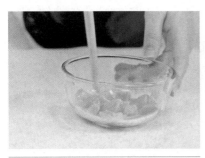
第一步 三文鱼加入一点食用油和盐腌制。

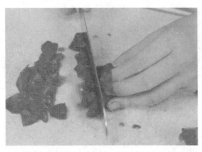
第二步 番茄划十字，热水浸泡去皮、切粒。

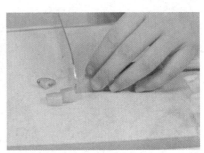
第三步 青椒去瓤切块。

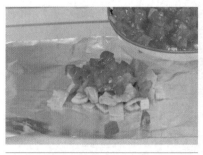

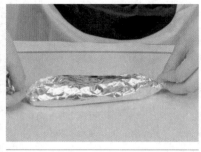

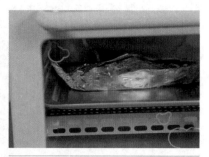

第四步　锡纸底部放青椒块、三文鱼，接着铺上番茄粒。

第五步　将锡纸包起来，两头拧起。

第六步　烤箱预热200度，烤15分钟即可。

6　食谱名称　莲藕虾肉疙瘩面

　　食材准备　鲜虾肉60克，莲藕50克，玉米淀粉10克，虾皮粉2克

　　推荐摄入量　鲜虾肉10克，莲藕5克，虾皮粉2克

莲藕虾肉疙瘩面　　山药栗子焖饭　　鲜虾豌豆紫米饭

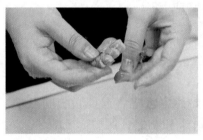

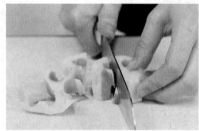

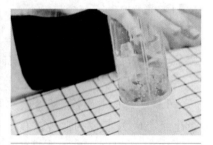

第一步　鲜虾洗净，剥出虾肉。

第二步　莲藕去皮、切块。

第三步　鲜虾肉和莲藕倒入搅拌机，搅拌成泥。

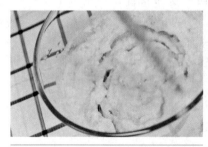

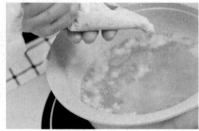

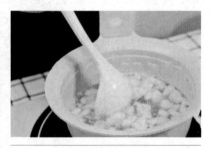

第四步　莲藕虾泥加入玉米淀粉搅拌均匀，倒入裱花袋。

第五步　锅中倒入适量清水烧开，挤入虾肉面疙瘩煮开。

第六步　撒入少量的虾皮粉煮熟，出锅。

7　食谱名称　番茄鸡蛋蘑菇圈

　　食材准备　番茄1个，鸡蛋1个，口蘑3个

　　推荐摄入量　番茄5克，鸡蛋5克，口蘑10克

番茄鸡蛋蘑菇圈　　龙利鱼米饭饼　　红薯米条

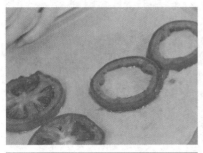

第一步 洗净的番茄切成圈圈，挖去番茄肉。

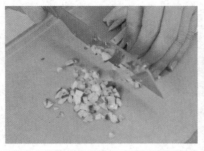

第二步 口蘑洗净切碎。

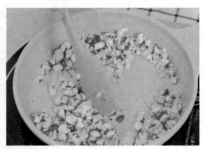

第三步 倒油入锅，小火加热，放入口蘑炒香至出水。

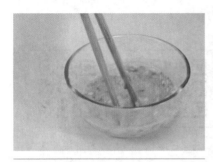

第四步 鸡蛋打入碗中打散，口蘑倒入蛋液中混合搅拌。

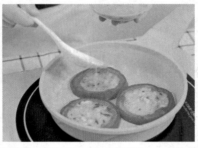

第五步 锅里涂油，小火加热，放入番茄圈，中间舀入口蘑蛋液。

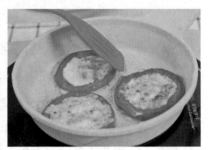

第六步 加盖焖干后翻面，两面煎香即可。

五、过敏宝宝特殊食物预警

13～15月龄的宝宝尽量不吃甜食，避免在食物中加糖，不要让宝宝吃含糖和脂肪的点心，不让点心成为宝宝的常规饮食。可以让宝宝吃少量水果、面包、饼干和奶酪，保护宝宝的牙齿。

13～15月龄的宝宝不必过度补充维生素，如果给宝宝准备的食物是谷类薯类、动物性食物、蔬菜、水果四类基本食物组合而成的，而且让宝宝广泛摄入各种味道、颜色和类别的食物，宝宝的饮食中应该含足够维生素。如果宝宝只偏吃某一种食物，就需要补充一些维生素或矿物质。

这个月龄段宝宝的食谱中要兼顾粗粮和细粮，可以避免维生素B_1缺乏症。如软米饭、馒头、馄饨、饺子、包子等，每天的摄入量在150克左右即可。

▶▶ 小 结

13～15月龄的宝宝，每天大约需要1 000卡的热量，才能够基本满足他们生长发育的需要。如果家长希望自己的宝宝能够有旺盛的精力，需要给予良好的营养。可以将宝宝每一天的饮食分为三餐，在两餐之间，搭配一些水果，更有助于宝宝的生长发育。每餐吃饭时间控制在20～30分钟，这样长期坚持下来，宝宝就会慢慢养成良好的饮食习惯。

▶▶ 思考与练习

一、选择题

（一）单项选择题

1. 13～15月龄的宝宝每天可以喝奶（　　　　）次。

A. 1　　　　　　　B. 2　　　　　　　C. 5　　　　　　　D. 8

2. 13～15月龄的宝宝每天喝奶的总量建议（　　　）毫升。

　　A. 100～200　　　B. 200～300　　　C. 300～400　　　D. 500～600

3. 辅食中的主食如软饭、面条、包子、饺子等添加量为（　　　）克。

　　A. 20～50　　　　B. 50～100　　　　C. 100～150　　　D. 150～200

4. 13～15月龄的宝宝碎菜添加量为（　　　）克。

　　A. 20～50　　　　B. 50～100　　　　C. 100～150　　　D. 150～200

5. 13～15月龄的宝宝鱼、禽、肉末等的添加量为（　　　）克。

　　A. 50～75　　　　B. 75～100　　　　C. 100～125　　　D. 125～150

（二）多项选择题

1. 13～15月龄的宝宝可以添加的主食有（　　　）。

　　A. 软饭　　　　　B. 面条　　　　　　C. 包子　　　　　D. 饺子

2. 13～15月龄宝宝辅食添加原则（　　　）。

　　A. 坚持因孩子而异的合理搭配添加原则　　B. 遵循多样化原则

　　C. 按需进补原则　　　　　　　　　　　　D. 按口味进补原则

3. 锌缺乏的病因为（　　　）。

　　A. 摄入不足　　　B. 吸收障碍　　　　C. 需要量增加　　D. 丢失过多

4. 锌缺乏的临床表现为（　　　）。

　　A. 消化功能减退　　B. 生长发育落后　　C. 免疫功能降低　　D. 智力发育延迟

5. 13～15月龄宝宝的配餐原则为（　　　）。

　　A. 逐步向成人膳食过渡的原则　　　　　B. 坚持规律进餐习惯养成原则

　　C. 遵循多样化原则　　　　　　　　　　D. 按需进补原则

二、判断题

1. 13～15月龄的宝宝饮食上只喝奶就足够了。　　　　　　　　　　　　　（　　　）

2. 13～15月龄的宝宝饮食上不可以添加盐。　　　　　　　　　　　　　（　　　）

3. 13～15月龄的宝宝不需要额外添加钙和锌。　　　　　　　　　　　　（　　　）

4. 13～15月龄的宝宝餐次为母乳或配方奶2次，辅食3次。　　　　　　　（　　　）

5. 13～15月龄宝宝辅食添加要遵循多样化原则。　　　　　　　　　　　（　　　）

三、简答题

1. 试述13～15月龄宝宝的饮食特点。

2. 试述13～15月龄宝宝辅食的烹调禁忌。

四、实训任务

　　聪聪已经14个月了，母乳喂养已经结束。奶奶总是担心宝宝吃不饱，每天总会为宝宝盛满满一大碗饭和菜，有的时候聪聪吃得很好，有的时候却表现出不愿意进食，奶奶很担心，总是觉得聪聪宝宝在饮食上出现了问题。

　　（1）聪聪在饮食上出现问题了吗？

　　（2）聪聪奶奶的做法正确吗？

模块七
16～18月龄宝宝的饮食与营养

模块导读

　　16～18月龄的宝宝，味觉和嗅觉更灵敏，在保证营养的前提下，饮食要注意色香味俱全，以激发宝宝的食欲。这个阶段的宝宝有好奇心以及饥饿和饱足反应（动作、表情、声音等），照护者在制作辅食前、宝宝吃辅食之前和进餐时，应多多关注宝宝的饮食情绪。

　　本模块科学专业地介绍了16～18月龄宝宝的营养需求、饮食特点，图文并茂地呈现了该月龄的膳食安排，同时关注到宝宝良好饮食卫生习惯的养成。

学习目标

1. 了解16～18月龄宝宝的营养需求和饮食特点。
2. 能够合理地安排16～18月龄宝宝的营养膳食。
3. 有效指导16～18月龄宝宝的饮食，养成良好的饮食卫生习惯。

内容结构

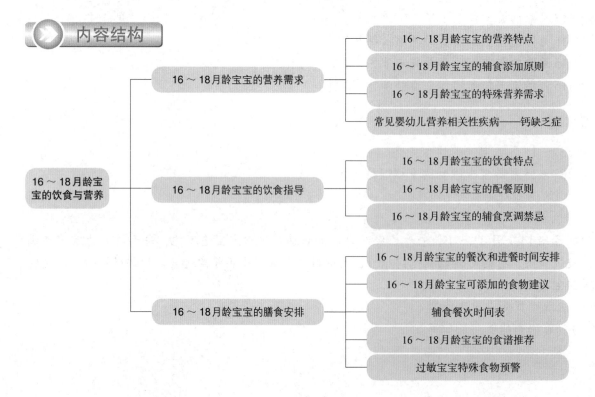

16～18月龄宝宝的饮食与营养

- 16～18月龄宝宝的营养需求
  - 16～18月龄宝宝的营养特点
  - 16～18月龄宝宝的辅食添加原则
  - 16～18月龄宝宝的特殊营养需求
  - 常见婴幼儿营养相关性疾病——钙缺乏症
- 16～18月龄宝宝的饮食指导
  - 16～18月龄宝宝的饮食特点
  - 16～18月龄宝宝的配餐原则
  - 16～18月龄宝宝的辅食烹调禁忌
- 16～18月龄宝宝的膳食安排
  - 16～18月龄宝宝的餐次和进餐时间安排
  - 16～18月龄宝宝可添加的食物建议
  - 辅食餐次时间表
  - 16～18月龄宝宝的食谱推荐
  - 过敏宝宝特殊食物预警

任务一 16～18月龄宝宝的营养需求

16～18月龄的宝宝每天食物品种要达到15～20种。营养价值再丰富的食物，也不能完全满足宝宝生长发育的全部需要，所以宝宝的饮食不能单一化。虽然肉类中富含宝宝生长发育所需的蛋白质，但却不能提供蔬菜水果中的维生素和矿物质，所以宝宝每天吃的食物应该包括米面、蔬菜、肉蛋、奶制品、豆制品和水果。照护者应根据宝宝的进食情况，将这些食物合理搭配，让宝宝每天都能摄取丰富的营养，保证宝宝健康成长。

一、16～18月龄宝宝的营养特点

16～18月龄宝宝的消化能力逐渐增强，饮食已从奶类为主转向以混合食物为主，但消化系统仍未发育成熟，因此要根据宝宝的生理特点，明确宝宝的膳食要求。宝宝的胃容量小，1岁半前以每日三餐加2次点心为宜。点心安排距离正餐时间不要太近，否则会影响宝宝的食欲和正餐的进食量。

16～18月龄宝宝的粮食不要过精，宜粗细搭配，经常吃点粗粮，可避免出现维生素B_1缺乏症，最好每餐多种谷类混合一块吃，提高营养价值。水果和蔬菜能提供大量的维生素C和矿物质，是宝宝不可缺少的食物。另外应选择蛋白质含量丰富的肉类、蛋类和谷类等。宝宝对食物的适应能力差，不能吃有刺激性的、过硬的、油腻的、油炸的、黏性的、过甜的食物，少吃凉拌菜和咸菜。宝宝的喂养既要有原则性，也要讲灵活性。

二、16～18月龄宝宝的辅食添加原则

1. 坚持各类食物混吃原则

对于16～18月龄宝宝，可将一天应摄入的食物均匀分配到三餐和点心之中，每餐多种食物混吃，提高食物营养价值。

2. 坚持三餐摄入优质蛋白质和绿色蔬菜的原则

可将一天应摄入的优质蛋白质（如动物类和豆类），均匀地分配到三餐之中。午餐应略多于早、晚餐。应安排每日蔬菜的种类和数量，其中绿色蔬菜宜占一半以上。

3. 尊重宝宝选择食物的自主性原则

为保证宝宝有良好的食欲，防止偏食、厌食，要让宝宝有一定选择食物的自由。16～18月龄的宝宝对食物的色、香、味已有了初步的要求，照护者应掌握一些常用的烹调方法，有助于宝宝愉快进食。蔬菜可以切成碎末，鲜豆、干豆可碾成豆沙，豆制品切成泥，肉类去骨，鱼类去刺，动物内脏切成碎末。大米可以做成粥、烂饭，面食可采用蒸、煮、烩的烹饪方式，粗粮或薯类可以做成粥、糊、泥，肉类可以采用烧、煮、炖、蒸的方式，蔬菜可以采用炒、烧、煮、炖的烹饪方式。

4. 坚持少糖、少盐、无刺激性调味品原则

宝宝的食物中不宜加入过多的白糖，容易引起龋齿，可用婴幼儿葡萄糖替代。也不宜加入过多食盐，以免增加肾脏的负担。对于辣椒、料酒、花椒等刺激性调味品应严格杜绝。

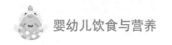

三、16～18月龄宝宝的特殊营养需求

16～18月龄宝宝对热能和蛋白质需求相当于成人的一半，对一些维生素和矿物质的需求甚至要高于成人。这要求宝宝的食物要多样化，膳食结构要合理。宝宝需要平衡的膳食，而平衡的膳食是由所有重要食物构成的。每天应让宝宝吃多种蛋白质、碳水化合物、乳制品、水果以及蔬菜，可以包含豆类、肉、鱼、酸奶、面包、谷物食品等。

16～18月龄宝宝大多数开始会走路了，活动量增大，体能消耗得更快了，要注重补充钙、铁、锌，也要注重脂肪的摄取，如牛奶、肉类、鱼类等都是优质脂肪。脂肪能提供热量，也是大脑和身体发育重要的营养素。

四、常见婴幼儿营养相关性疾病——钙缺乏症

1. 病因

造成婴幼儿缺钙的原因有很多，但主要是两方面的因素。第一是胎儿期缺钙的延续。孕期孕妇营养不合理、日光照射不足、休息过度造成胎儿生长过快，均可导致胎儿缺钙，出生时婴儿表现为易惊、睡眠不安、颅骨软、前囟门大，有的甚至出现喉喘鸣和惊厥，此为先天缺钙。第二类原因是后天因素。婴幼儿日光照射不足，体内产生维生素D不足，会影响钙的吸收。婴幼儿吃的天然食物多，而天然食物中含维生素D较少，往往不能满足对维生素D的需求，若不及时补充，易造成缺钙。食物中钙不足或钙磷比例不恰当，会影响钙的吸收。婴幼儿生长快，对维生素D和钙的需求量大，易造成钙缺乏。某些疾病如腹泻以及肝肾疾病等会影响维生素D代谢和钙吸收，某些蔬菜和谷类食物中的草酸盐、植酸盐等也会妨碍钙吸收。

2. 临床表现

婴幼儿缺钙的表现有很多，早期会出现一些精神症状，如易激惹、烦躁、睡眠不安、夜间哭闹、多汗、睡眠时摇头等。进一步发展会造成骨骼改变，如颅骨软化、方颅、前囟门增大及闭合延迟、出牙晚、鸡胸、漏斗胸、肋缘外翻、四肢畸形（"O"形腿或"X"形腿）、骨盆成扁平状等。另外婴幼儿缺钙还会引起肌肉松弛，肌张力低，头颈软弱无力，坐立行机能发育落后，韧带松弛造成大关节过度伸展，肌张力低造成腹部膨隆，大脑皮层功能异常影响智力发展，表情淡漠，语言发育迟缓，免疫力低下易伴发感染等。

缺钙常表现为多汗，与温度无关，尤其是入眠后头部出汗，使儿童头颅不断摩擦枕头，久而久之颅后可见枕秃圈。精神烦躁，对周围环境不感兴趣，有时父母发觉儿童不如以往活泼。夜惊，夜间常突然惊醒，啼哭不止。1岁以后的儿童表现为出牙晚，有的儿童1岁半时仍未出牙。前囟门闭合延迟，常在1岁半后仍不闭合。前额高突，形成方颅。常有串珠肋，这是由于缺乏维生素D，肋软骨增生，各个肋骨的软骨增生连起似串珠样，常压迫肺脏，使儿童通气不顺畅，容易患气管炎和肺炎。

3. 钙缺乏症的预防

关于婴幼儿补钙，目前有许多误区。有的人认为所有婴幼儿都需补钙，其实这是错误的，只有缺钙才需要补充。有的人认为孕期不能服钙制剂，服用会对婴幼儿发育不利，这种想法也是错误的。孕妇日光照射时间短，饮食不合理现象很普遍，这种情况造成孕妇的钙营养不能满足胎儿的需要，孕期合理补钙对于预防婴幼儿缺钙还是很有必要的。还有的家长希望单纯通过药物为婴幼儿补钙，其实通过膳食补钙和日光照射获得帮助钙吸收的维生素D才是防止缺钙的最主要也是最安全的途径。单纯通过药物补钙既不安全，也可能达不到理想的效果。有很多家长认为婴幼

儿不能缺钙，但多补点钙没什么坏处，这种想法也是错误的。任何一种营养素都不能缺乏，过多同样也是有害的，所以补钙要合理，并且要有正确的方法。

正确的补钙方法首先是调整好饮食，从膳食中补钙是最主要也是最安全的途径。合理饮食，要从母亲怀孕甚至孕前开始，调整好自身的营养状态，只有这样才能保证胎儿期不缺钙，即不发生先天缺钙。孩子出生后提倡母乳喂养，在母乳不足的情况下，尽量选择一种营养成分与母乳基本一致的配方奶粉，4～6月龄后合理添加辅食。在调整好饮食的同时，要增加孕母和婴幼儿户外活动的机会，充分享受阳光的照射，使体内产生足量的维生素D，以帮助钙的吸收。另外应积极防治影响钙磷代谢与吸收的一些疾病，如腹泻、肝肾病等。在此基础上，适当补充药物钙及维生素D制剂。在选择钙制剂的时候，首先要考虑其安全性，其次再考虑制作工艺、溶解度、吸收率以及利用率等。

儿童缺钙的病症各种各样，父母应学会依照表现判定婴幼儿是否缺钙，以便在缺钙时及时给宝宝提供含钙丰富的食物，如鱼、虾皮、海带、排骨汤，同时让宝宝多吃富含维生素D的食物，如猪肝、羊肝、牛肝，来增进钙的吸收。一般情况下，缺钙较轻的患儿在食补后即可改善缺钙病症。若是病症较重，可在医生指导下补充维生素D和钙剂。

任务二　16～18月龄宝宝的饮食指导

家长在为16～18月龄宝宝准备膳食时，要结合该月龄段宝宝的饮食特点，为宝宝提供符合身体需要的营养膳食，注重饮食的多样化。

一、16～18月龄宝宝的饮食特点

1. 宝宝的咀嚼功能日趋完善，消化能力提高，饮食接近成人

16～18月龄宝宝已长出12颗牙，即上、下切牙各4颗，上、下、左、右前磨牙各1颗。宝宝的咀嚼功能日趋完善，消化能力提高，其饮食也越来越成人化了。这个阶段奶粉或者母乳已不再是宝宝的主食，但应每天保证宝宝一定的奶量，能帮助宝宝获得充足的蛋白质。可适量给宝宝吃鸡蛋、奶制品、鱼肉等动物性蛋白质。另外，可以在食谱中添加豆类蛋白，如豆腐、豆浆等，还要牢记蔬菜水果的重要性，保证食物的多样化。

2. 提供宝宝适当的热量需求

16～18月龄宝宝每日的热量需求是成年人的3倍（宝宝每日每千克体重所需热量为100～120千卡，而成人为每千克体重30～40千卡），因为这个阶段宝宝的生长速度非常快。一定要给这个阶段的宝宝足够的能量，一般为每500克体重需要热量50卡路里。宝宝每天需要25克的蛋白质，是成人的2倍。宝宝到了快2岁的时候，其饮食与成人相似。

宝宝需要大量新鲜且精心搭配的食物，以达到营养平衡。奶仍是宝宝蛋白质的主要来源，除此以外宝宝还需要喝白水或稀释过的果汁。

二、16～18月龄宝宝的配餐原则

1. 坚持优质蛋白质和维生素摄入原则

宝宝早餐最不可缺少的营养成分就是蛋白质。16～18月龄宝宝一定要多补充优质蛋白质，

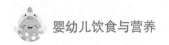

如鸡蛋、奶类、豆制品等。由于宝宝的肠胃功能比较弱，最好不要选择肉类作为蛋白质的主要来源，鸡蛋、鹌鹑蛋比较适合。其次，可以在早餐中加一种水果，补充宝宝身体所需的维生素。

2. 保障每餐食物多样化和酸碱平衡

食物可以分为酸性食物和碱性食物，酸性食物主要有肉类、面、米、蛋等，碱性食物主要有水果、蔬菜、豆类等。宝宝的午餐要多样化，保证酸碱平衡，多吃五谷杂粮。在吃饭之前可以让宝宝喝一点汤，活动消化器官，促进消化液的分泌。

3. 宝宝的晚餐应该清淡

宝宝的晚餐应该清淡一些，建议不要在晚上吃太多肉。晚上宝宝的活动量减少，肠道蠕动减慢，肉类不利于宝宝消化和吸收。宝宝晚餐可多吃一些比较容易消化的蔬菜，如西红柿炒鸡蛋就是营养价值很高的菜式。

三、16 ～ 18 月龄宝宝的辅食烹调禁忌

16 ～ 18 月龄的宝宝正处于智力发育时期，通常家长会给宝宝添加鱼油，其实宝宝 1 岁以后可摄入各种自然食物，来满足对 DHA 的需求，可以让宝宝适量吃些深海鱼，如马哈鱼、三文鱼、鲑鱼等，满足对不饱和脂肪酸的需要。有些家长错把"鱼肝油"当成"鱼油"添加是不对的，一旦摄入过多还将危害到身体健康。

16 ～ 18 月龄的宝宝可以吃很多水果，但要注意必须洗净去皮，如果给宝宝喂食葡萄、樱桃等水果需小心，这些水果易使宝宝发生呛噎和窒息。为了避免宝宝吃水果后出现皮肤瘙痒等过敏现象，有些水果在喂前可煮一煮，如菠萝、芒果等。此外，水果含糖比较多，会影响宝宝喝奶及吃饭量，最好在喂奶或吃饭后给宝宝喂水果。

动物肝脏既营养又含丰富的维生素 A，但并非越多越好。维生素 A 对宝宝生长发育不可缺少，但过量摄入动物肝脏也会影响宝宝的健康。

鸡蛋不能代替这个月龄段宝宝的主食，有些父母为了让自己的宝宝身体长得更健壮，几乎每餐都给宝宝吃鸡蛋。过多摄入鸡蛋，会增加宝宝胃肠道的负担，重者还会引起宝宝消化不良及腹泻。

任务三 16 ～ 18 月龄宝宝的膳食安排

16 ～ 18 月龄是宝宝学习走路的关键时期，初学走路的宝宝每天需要进食 2 ～ 3 次乳制品，每一次的进食量是一杯牛奶或者半杯酸奶。奶酪和干酪同样是乳制品的来源。但是，在一天之中不要让宝宝进食过多的牛奶，否则，宝宝会由于不饿而不想吃其他东西。此时的宝宝可以自己吃东西了，能够自己使用勺子吃饭。

一、16 ～ 18 月龄宝宝的餐次和进餐时间安排

16 ～ 18 月龄的宝宝每天可喂奶 2 次，每次喂 250 毫升。可以在 6：00、22：00 各喂 1 次奶。跟着大人一起在 8：00 ～ 9：00、12：00 ～ 13：00、18：00 各吃 1 餐主食。另外在两餐辅食之间还可以各添加一些水果、面包、饼干、蛋糕、奶类、粥、汤、面、饼等小点心作为零食。

二、16～18月龄宝宝可添加的食物建议

16～18月龄宝宝可添加的食物建议见表7-1。

表7-1 16～18月龄宝宝食物建议

食物类别	食 材
主 食	包含四大类食物，谷类薯类、动物性食物、蔬菜类、水果类。可食用粥、面食（面条、面片、包子、饺子、馄饨等）、软饭
辅 食	母乳/配方奶、白开水、鱼肝油（维生素A：维生素D比例为3∶1）、水果、菜、肉、肉末（松）、碎菜末、肝粒、动物血、豆制品、蒸全蛋、馒头、面包、小点心（自制蛋糕、饼干、蛋饼等）

三、辅食餐次时间表

表7-2 16～18月龄宝宝辅食餐次时间表

餐 次	时 间	母乳或配方奶，辅食
上 午	6:00	牛奶（200毫升），面包（25克）
	8:00	点心，炖鸡蛋（鸡蛋一个，植物油5克）
	12:00	软饭（米40～50克），清蒸带鱼（带鱼30克、盐少许），虾皮炒青菜（虾皮3克、青菜50克、油5克），胡萝卜豆腐汤（胡萝卜5克、豆腐10克）
下 午	15:00	菜肉包子一个（面粉25克、肉10克、青菜10克），芦柑（50克）
	18:00	软饭（米40～50克），虾仁炒豌豆（虾仁25克、豌豆15克、油5克），苹果（100克）
夜 间	22:00	牛奶（200毫升）

四、16～18月龄宝宝的食谱推荐

1 **食谱名称** 五彩炒饭

食材准备 米饭1碗，生抽10克，食用油适量，肉馅40克，炒蛋碎30克，胡萝卜碎20克，西葫芦碎30克，黑木耳20克

推荐摄入量 米饭20克，西葫芦碎3克，胡萝卜碎2克，肉馅5克，炒蛋碎5克，黑木耳碎3克

五彩炒饭　　胡萝卜三文鱼疙瘩汤　　小菌菇汤面

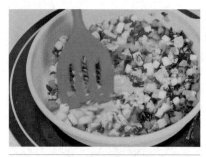

第一步 起锅刷油，开小火加热，倒入西葫芦碎、胡萝卜碎、木耳碎、肉馅翻炒香。

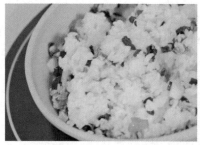

第二步 倒入米饭翻炒均匀。

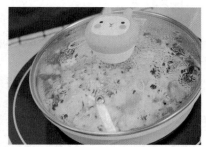

第三步 视情况加水焖煮片刻。

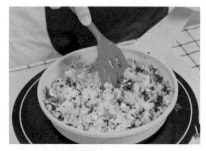

第四步 滴入生抽翻炒均匀。

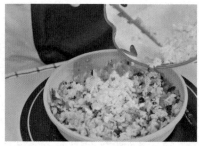

第五步 倒入炒蛋碎。

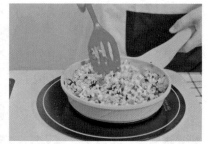

第六步 翻炒炒熟出锅。

2 食谱名称 丝瓜汤意面

食材准备 丝瓜半根，意面50克，薄肉片50克，玉米淀粉2克

推荐摄入量 丝瓜10克，薄肉片5克，意面20克

制作视频
丝瓜汤意面

其他食谱视频
山药面疙瘩

其他食谱视频
小米南瓜烙

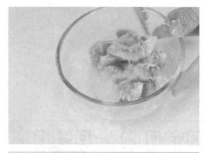

第一步 丝瓜切块，薄肉片加入玉米淀粉混合均匀。

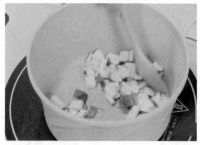

第二步 起锅刷油，开小火，放入丝瓜翻炒。

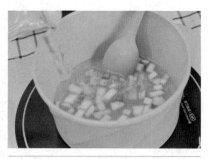

第三步 锅中倒入适量清水。

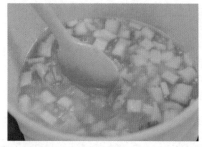

第四步 水熬煮开，加入肉片拌匀后加盖熬煮片刻。

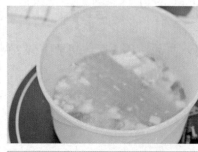

第五步 意面放入锅中，盖盖煮熟。

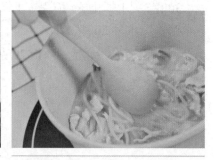

第六步 开盖搅拌均匀。

3 食谱名称 五彩藜麦饭团

食材准备 藜麦50克，大米100克，胡萝卜30克，鸡毛菜50克，肉糜或鸡胸肉40克，葱花适量

推荐摄入量 藜麦5克，大米10克，胡萝卜3克，鸡毛菜3克，肉糜（鸡胸肉）5克

五彩藜麦饭团

芝香杂蔬烤饭团

鲜虾南瓜泥焖饭

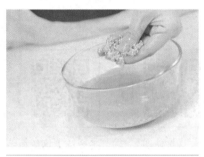

第一步 藜麦洗净，浸泡2小时。

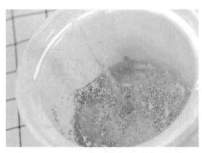

第二步 藜麦与大米混合倒入电饭锅，加入250毫升清水煮成藜麦饭。

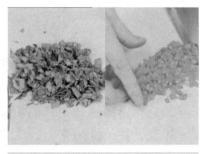

第三步 胡萝卜、鸡毛菜洗净，切成碎末。

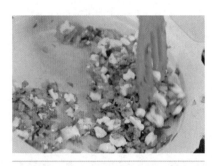

第四步 起锅热油，倒入葱花爆香，再倒入肉糜、胡萝卜和鸡毛菜碎翻炒均匀，出锅备用。

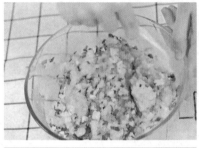

第五步 藜麦饭和做好的肉菜泥混合均匀。

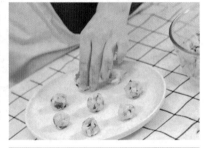

第六步 捏成饭团，装盘。

4 食谱名称 三文鱼白玉卷

食材准备 三文鱼2块，鸡蛋1个，银丝白菜4～5片

推荐摄入量 三文鱼15克，鸡蛋10克，银丝白菜5克

三文鱼白玉卷

茄汁炒土豆球

青瓜椰蓉小奶糕

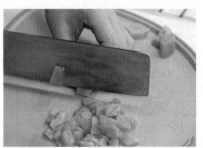

第一步 三文鱼切小块。

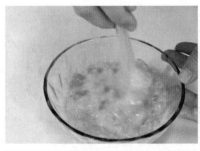

第二步 鸡蛋打散，倒入三文鱼中拌匀。

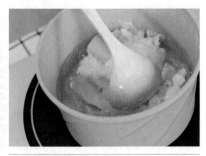

第三步 起锅烧水，放入银丝白菜焯水焯软，捞出沥干备用。

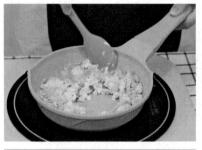

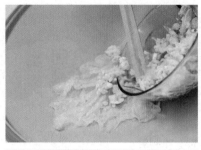

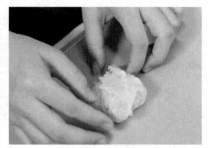

第四步　锅里倒油，小火加热，倒入三文鱼蛋液快速炒熟。

第五步　取已经焯软的银丝白菜，放一些三文鱼炒蛋。

第六步　卷起即可（如果卷好有点凉了可以上蒸锅蒸2～3分钟再给宝宝吃）。

5 食谱名称　茄汁虾肉面

食材准备　鲜虾肉100克，南瓜20克，食用油10克，面粉50克，土豆30克，番茄酱30克

推荐摄入量　鲜虾肉10克，南瓜5克，土豆5克

茄汁虾肉面　　　芝麻酱馒头　　　蛋炒藜麦鸡胸肉

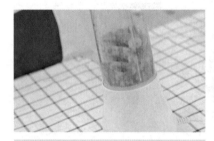

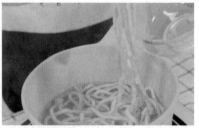

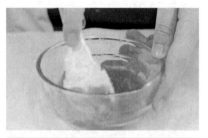

第一步　鲜虾肉、熟南瓜、食用油倒入搅拌机，搅打成泥，加入面粉搅拌成虾泥面糊。

第二步　锅中加水烧开，挤入虾泥面糊煮熟后捞起。

第三步　熟土豆压成泥，倒入番茄酱、适量清水拌匀。

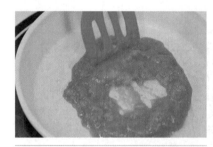

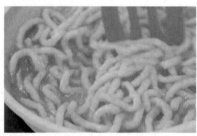

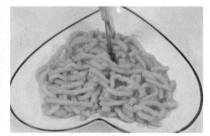

第四步　倒油，小火热锅，倒入番茄酱土豆泥炒热。

第五步　倒入虾面，翻炒均匀。

第六步　装盘切小段即可。

6 食谱名称　山药虾糕

食材准备　鸡蛋1个，玉米淀粉8克，山药100克，虾肉50克

推荐摄入量　虾肉5克，山药10克，鸡蛋5克

山药虾糕　　　南瓜豆腐鳕鱼粥　　　胡萝卜蛋黄豆腐

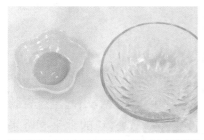

第一步 鸡蛋蛋黄、蛋清分离。

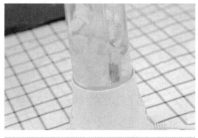

第二步 虾肉、山药、蛋清、玉米淀粉放入料理机，搅打至细腻且泡沫丰盈。

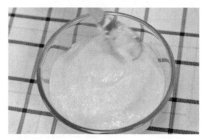

第三步 玻璃容器底部铺上油纸防粘，倒入山药糊铺平。

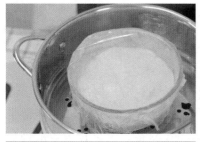

第四步 盖上保鲜膜，蒸锅上汽后放入锅中蒸20分钟。

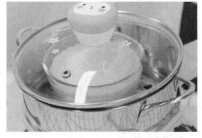

第五步 15分钟后山药糕基本凝固时，将打散的蛋黄淋上表面，蒸至凝固。

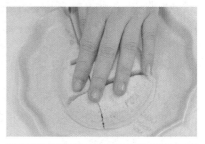

第六步 取出脱模切块。

7 食谱名称 肉松玉子烧

食材准备 鸡蛋3个，牛奶20克，肉松10克，玉米淀粉3克，葱花、食用油适量

推荐摄入量 鸡蛋15克，牛奶20克，玉米淀粉3克，肉松5克

制作视频
肉松玉子烧

其他食谱视频
银鳕鱼鱼豆腐

其他食谱视频
五彩蒸饺

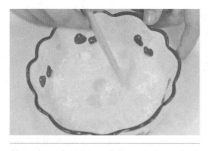

第一步 牛奶倒入碗中，加入玉米淀粉搅拌均匀。

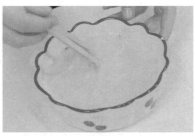

第二步 鸡蛋打散，倒入牛奶糊中搅拌均匀。

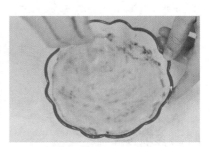

第三步 倒入肉松搅拌均匀，再倒入葱花搅拌均匀。

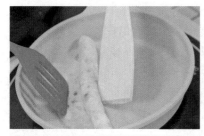

第四步 起锅热油，倒入薄薄的蛋液摊平，干燥后向一边卷起。

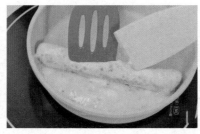

第五步 再倒入薄薄蛋液摊平，卷好的蛋卷一头继续卷起。

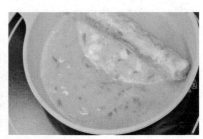

第六步 反复放蛋液摊平卷起，出锅装盘切块即可。

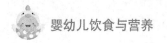

五、过敏宝宝特殊食物预警

16～18月龄宝宝的食物要富有营养和易于消化，不要让宝宝吃过于香甜、酸辣的食物，否则容易造成宝宝胃口减退和消化不良。而且过于酸辣的食物容易刺激宝宝胃黏膜，引起宝宝胃肠道不舒服，导致腹泻等情况发生。此外，也不要给宝宝吃不该吃的食物，如整粒的干果和坚果（花生米、瓜子、核桃、干豆等）。坚果类食物是容易致敏的食物，在给宝宝添加坚果类食物时，首先要将整粒状坚果磨成碎末，同时要一种种地添加，确定宝宝没有过敏情况发生以后，再添加其他的坚果，不可将多种坚果混在一起添加。

小 结

16～18月龄的宝宝大部分已经断奶，可以在断奶后继续补充一些牛奶，再加上米饭、馒头、面条、鸡蛋作为主食。除了主食类和蔬菜、瓜果、鱼蛋奶等多样性搭配以外，还要经常带宝宝出去晒晒太阳，多运动，这样既能增加宝宝体能的消耗，提升宝宝食欲，又能让宝宝锻炼身体，增加抵抗力。还要让宝宝注意多喝水，少食多餐，多吃水果和蔬菜。

思考与练习

一、选择题

（一）单项选择题

1. 16～18月龄的宝宝每日需要蛋白质（　　）克。
   A. 10　　　　　　B. 25　　　　　　C. 30　　　　　　D. 40

2. 16～18月龄的宝宝饮食是每日（　　）餐。
   A. 1　　　　　　B. 2　　　　　　C. 3　　　　　　D. 4

3. 16～18月龄的宝宝饮食是每日（　　）点。
   A. 1　　　　　　B. 2　　　　　　C. 3　　　　　　D. 4

4. 16～18月龄的宝宝绿色蔬菜进食量应占食物总量的（　　）。
   A. 10%　　　　　B. 20%　　　　　C. 40%　　　　　D. 50%

5. 16～18月龄宝宝每日的热量需求是成年人的（　　）倍。
   A. 1　　　　　　B. 2　　　　　　C. 3　　　　　　D. 4

（二）多项选择题

1. 16～18月龄的宝宝可以添加的主要食物有（　　）。
   A. 粮食　　　　　B. 蔬菜　　　　　C. 肉类　　　　　D. 豆制品

2. 16～18月龄宝宝的辅食添加原则有（　　）。
   A. 坚持各类食物混吃原则　　　　　　B. 坚持三餐摄入优质蛋白质和绿色蔬菜的原则
   C. 尊重宝宝选择食物的自主性原则　　D. 坚持少糖、少盐、无刺激性调味品原则

3. 16～18月龄宝宝的配餐原则是（　　）。
   A. 坚持优质蛋白质和维生素摄入　　　B. 保障每餐食物多样化和酸碱平衡
   C. 宝宝的晚餐应该清淡　　　　　　　D. 按需配餐

4. 16～18月龄宝宝可以添加的辅助食物有（　　）。
   A. 牛奶　　　　　B. 鸡蛋　　　　　C. 谷类　　　　　D. 豆类

5. 16～18月龄宝宝缺钙的表现有（   ）。

   A. 烦躁   B. 睡眠不安   C. 夜间哭闹   D. 多汗

二、判断题

1. 16～18月龄宝宝的粮食不要过精，宜粗细搭配，经常吃点粗粮。   （   ）

2. 水果和蔬菜能提供大量的维生素C和矿物质，是16～18月龄宝宝不可缺少的食物。 （   ）

3. 16～18月龄宝宝对食物的适应能力差，不能吃有刺激性的、过硬的、过油腻的、油炸的、黏性的、过甜的食物。   （   ）

4. 16～18月龄宝宝点心安排距离正餐时间不要太近。   （   ）

5. 16～18月龄宝宝辅食添加无需遵循多样化原则。   （   ）

三、简答题

1. 试述16～18月龄宝宝的饮食特点。

2. 试述16～18月龄宝宝辅食的烹调禁忌。

四、实训任务

    芽芽宝贝已经18个月，十分健康和可爱，就是不爱吃饭，每天都嚷嚷着要喝奶。姥姥说，喝奶也能长大，不爱吃饭就不吃吧。

    （1）芽芽姥姥的这种说法正确吗？

    （2）如何帮助芽芽宝贝建立良好的饮食习惯？

模块八
19～21 月龄宝宝的饮食与营养

模块导读

19～21月龄宝宝的营养需求量变得更大，营养摄入应更加全面，才能维持宝宝的成长和运动发展。因此，19～21月龄宝宝辅食种类可以逐渐增加，食物的多样化有助于保证宝宝对营养的多种需求。

本模块介绍了19～21月龄宝宝的营养需求、饮食特点，图文并茂地呈现了膳食安排，同时关注到宝宝餐具的使用和良好的饮食卫生习惯的养成。

学习目标

1. 了解19～21月龄宝宝的营养需求和饮食特点。
2. 能够合理地安排19～21月龄宝宝的营养膳食。
3. 有效指导19～21月龄宝宝的饮食，养成良好的饮食卫生习惯。

内容结构

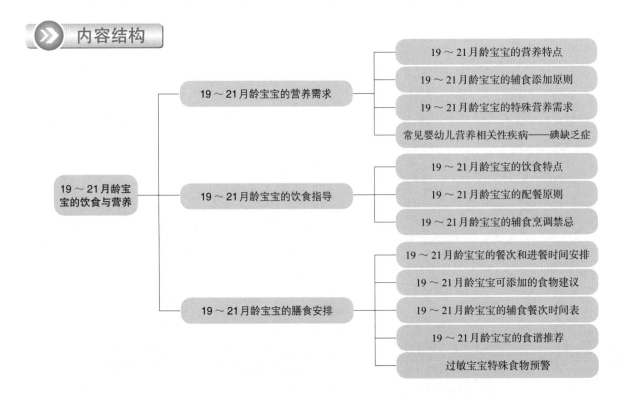

19～21月龄宝宝的营养需求

19～21月龄的宝宝，每天要摄入一定量的牛奶、鸡蛋、豆制品或其他富含蛋白质的食物。其次，微量元素也是该月龄段不可缺少的营养元素，包括锌元素、铁元素等，如果缺乏这些营养元素，就会影响宝宝的神经发育。这些营养元素主要存在肝脏、瘦肉、坚果等食物中，要适量在宝宝饮食中添加。同时，宝宝饮食也一定要多样化，这样才能让宝宝吸收到全面的营养。

一、19～21月龄宝宝的营养特点

19～21月龄宝宝吃的食物应力求小巧、精制，花样翻新，色香味俱全。食物仍要求做到碎、软、烂。鱼类、肉类要去骨、刺，可以切碎或做成小丸子。花生、核桃可以制成泥或酱。花生米及其他类似食品，如有核的枣、瓜子等不宜食用，避免误入气管而发生危险。饭菜以低盐食品为主，避免吃刺激性的食物，如辣椒、胡椒、油炸食品等。此外，要注意食品新鲜、清洗干净、烹调得法，尽量减少对营养素的破坏。

每天摄入的食品需包括四大类：谷类（米饭、面条）、蔬菜、水果和动物性食品（鱼、肉、蛋、禽、奶制品），品种要丰富多样，注意搭配。制作菜肴时不要切得太细、太碎，可以切成小丁、小块、小片等，让宝宝充分锻炼口腔肌肉和牙齿，这也有助于语言发育。这个阶段可以加强训练并鼓励宝宝养成良好的饮食习惯，包括自己用小匙吃饭、坐在固定的小餐桌上吃饭，不挑食、不偏食，成人要注意做好表率。宝宝吃饭的时间应控制在20分钟以内，不能养成含食、玩食的习惯。

二、19～21月龄宝宝的辅食添加原则

19～21月龄的宝宝应坚持以乳类为主向以普通食物为主转变的添加原则。宝宝的乳牙依次萌出长齐，咀嚼和消化食物的能力增强，胃容量可增至300毫升。为了满足生长发育的需要，应保证宝宝每天早晚共进食奶400～500毫升。一日三餐应每隔4小时吃1次，上、下午各加1次点心。

三、19～21月龄宝宝的特殊营养需求

19～21月龄的宝宝建议每天补充400 IU的维生素D，一般每天400～500毫升的奶能够保证钙元素的需求。但是，一些奶量明显不足的宝宝，需要考虑补钙。1～3岁儿童每天钙的需求量为600毫克，饮食要注意保证富含铁和锌的食物。若宝宝饮食均衡，一般不需要再额外添加其他维生素和矿物质。

四、常见婴幼儿营养相关性疾病——碘缺乏症

1. 病因

碘缺乏症是由于自然环境碘缺乏造成机体碘营养不良所表现的一组有关联疾病的总称。土壤、水、植物、动物中含有微量的碘，膳食中的碘摄入不足通常是由环境中碘缺乏所引起的。缺

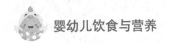

碘的危害在人体快速生长发育的时期最大，会影响大脑发育，因此，胎儿、新生儿、婴幼儿受缺碘的影响最大。

全球约有38%的人口生活在碘缺乏地区，这是全球重要的公共卫生问题。我国于20世纪90年代初实行全民食用碘强化盐，使碘缺乏症发生的现象明显下降。

2. 临床表现

食物和饮水中缺碘是导致碘缺乏症的根本原因，缺碘使甲状腺激素合成障碍，影响体格生长和脑发育。临床表现轻重取决于缺碘的程度、持续时间和患病的年龄。胎儿期缺碘可致死胎、早产及先天畸形；新生儿期则表现为甲状腺功能低下；儿童和青春期则引起地方性甲状腺肿大、地方性甲状腺功能减退症，主要表现为儿童智力损害和体格发育障碍。儿童长期轻度缺碘会出现亚临床型功能减退症，常伴有体格生长落后。

3. 碘缺乏症的预防

碘缺乏症的预防可以通过食盐加碘来实现，这是全世界防治碘缺乏病的简单易行、行之有效的措施，目前我国已经全面推行食盐加碘。育龄期妇女、孕妇补碘可防止胚胎期碘缺乏病（如克汀病、亚临床克汀病、新生儿甲状腺功能低下、新生儿甲状腺肿以及胎儿早产、流产、死产和先天畸形）的发生。

任务二　19～21月龄宝宝的饮食指导

该月龄段的宝宝可以吃的食物种类比前一阶段有所增加，并且具备了独立进餐的能力，家长在注重宝宝营养摄入的同时，也要有意识地培养宝宝独立进餐的好习惯。

一、19～21月龄宝宝的饮食特点

19～21月龄的宝宝主食吃得不多，一天三餐加起来一般能吃一小碗饭左右，这个阶段补充蛋类和鱼类很重要。随着宝宝能吃的食物品种不断增多，就会出现"偏食"现象。所谓偏食，只是宝宝在味觉上的个性，不能说偏食都有害。这个时期最重要的是培养宝宝独自吃饭的能力，应鼓励宝宝用勺子舀饭，自己拿杯子喝水。

宝宝开始吃米饭以后，随着季节的变化，食欲大小也会有变化。食量小的宝宝，在夏天时，饭量会变少，"苦夏"使宝宝体重减轻的情况并不少见。

19～21月龄的宝宝能使用勺子了。开始时宝宝会独自用勺子舀饭，但一般吃不了多少。有些家长为了让宝宝多吃一些，会用勺子喂，非让宝宝吃完一碗才肯罢休，一餐饭需要1个小时左右，这种做法是不明智的。一顿饭最多喂20分钟，宝宝如果不吃就不应再强喂了。

这个阶段家长会把宝宝放在餐桌椅上或学步车内，同时为了纠正偏食，常要宝宝吃不喜欢吃的东西，这样以后宝宝看到餐桌椅或学步车就会讨厌并到处躲避。最重要的是宝宝吃饭时心情要愉快。应该让"左撇子"的宝宝自由地用左手舀饭吃。当宝宝还不能自己拿杯子时，家长可以帮忙。

二、19～21月龄宝宝的配餐原则

1. 坚持少食多餐

19～21月龄宝宝的胃容量有限，配餐时要注意，宜少食多餐。可以给宝宝三餐以外加两次

点心，点心时间可在下午和晚间。

2. 注意加点心的时间

加点心时要特别注意：一是点心要适量，不能过多；二是时间不能距正餐太近，以免影响正餐胃口，更不能随意给宝宝零食，不然时间久了会导致宝宝营养不良。

3. 坚持多吃蔬菜、水果

这个月龄段的宝宝应多吃蔬菜和水果。宝宝营养的主要来源之一是蔬菜，如西红柿、胡萝卜、油菜、柿子椒等，可以把这些蔬菜制作成细碎软烂的菜末炒熟调味，给宝宝拌在饭里喂食。水果也应当给宝宝吃，但不能替代蔬菜。宝宝每天应吃蔬菜、水果共150～250克。

4. 坚持适量摄取动植物蛋白

在肉类、鱼类、豆类和蛋类食物中含有大量优质蛋白，可以炖汤，或做成肉末、鱼丸、豆腐、鸡蛋羹等易消化的食品喂给宝宝。宝宝每天应吃肉类40～50克，大豆制品25～50克，鸡蛋1个。

5. 坚持适量摄入牛奶

牛奶中富含营养，尤其是钙质，利于宝宝吸收，所以牛奶仍是19～21月龄的宝宝不可缺少的食品，每天应确保摄取250～500毫升。

6. 坚持适量摄入粗粮

这个阶段宝宝粗粮细粮都要吃，可以防止维生素B_1缺乏症。主食可以吃软米饭、粥、馒头、小馄饨、饺子、包子等，每天的摄取量在150克左右就可以了。

19～21月龄的宝宝饮食正从以乳类为主转到以粮食、蔬菜、肉类为主，宝宝的食品种类和烹调办法渐渐过渡到与成人类似。营养食谱的安排不能千篇一律，一周内要有不同，让宝宝有新鲜感。

三、19～21月龄宝宝的辅食烹调禁忌

19～21月龄宝宝不能吃刺激性食物，如辣椒、姜、大蒜等，这些食物会刺激宝宝肠胃，导致宝宝身体不适。也不能吃整颗的坚果，虽然坚果营养丰富，对宝宝身体有益，但整颗的坚果需要压碎，应避免宝宝吞入整颗坚果呛入气管。宝宝也不能吃重口味的食物，太甜、太咸的食物都不适合。

任务三　19～21月龄宝宝的膳食安排

在这个月龄段中，家长要继续关注宝宝的消化功能，不能求急求早，准备的食物要以软烂、丰富为主，同时要有意识地培养宝宝规律进食的习惯。

一、19～21月龄宝宝的餐次和进餐时间安排

由于19～21月龄宝宝的消化系统等各方面尚未发育完全，宝宝肠胃功能较差，应认真对待宝宝的饮食，该月龄阶段的宝宝已可以安排一日三餐，此时饮食规律可以与大人同步，只是食物会与大人有所不同。一日三餐主要是主食，应让宝宝养成良好的饮食习惯。但如果宝宝在三餐正餐之外还想吃东西的话，家长可以在餐间给宝宝吃些营养价值丰富的"小零食"。

除此之外，家长要开始培养宝宝的进食技能，慢慢减少宝宝对家长的依赖，逐渐让宝宝自己吃饭。同时，家长们还应时刻注意宝宝餐具的卫生情况，要及时、彻底地对宝宝餐具进行消毒。总而言之，不同宝宝有不同的饮食习惯，家长应根据宝宝的习惯来控制宝宝的餐数。

二、19～21月龄宝宝可添加的食物建议

食物类别	食　　　　材
主　食	粥，面食（面条、面片、包子、饺子、馄饨等），软饭
辅　食	母乳/配方奶、白开水、鱼肝油（维生素A、维生素D比例为3：1）、水果、菜、肉、磨牙食品、肉末（松）、碎菜末、肝粒、动物血、豆制品、蒸全蛋、馒头、面包、小点心（自制蛋糕、饼干、蛋饼等）

三、19～21月龄宝宝的辅食餐次时间表

餐　次	时　间	配方奶、主餐和点心
上　午	7：00	蒸鸡蛋，200毫升配方奶
	10：00	吃碗馄饨作为点心，加一些水果
	12：00	软饭作为主食，清蒸带鱼或虾仁、炒青菜、胡萝卜豆腐汤
下　午	15：00	自制小饼、面包、蛋糕类点心，搭配些水果，如苹果、橘子、猕猴桃等
	18：00	晚饭可以吃菜肉包子或者汤面条，搭配瓜果青菜类
夜　间	22：00	牛奶200毫升

四、19～21月龄宝宝的食谱推荐

1

食谱名称　冬瓜蓉水煎包

食材准备　熟冬瓜100克，肉末30克，饺子皮10张，葱花、芝麻、盐、食用油适量

推荐摄入量　熟冬瓜15克，肉末10克

冬瓜蓉水煎包　　　低温芝士牛排　　　藜麦面

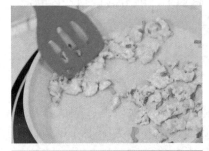
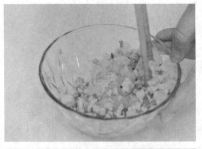
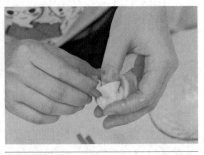

第一步　锅里倒油，倒入葱花、肉末加点盐混合炒香备用。

第二步　熟冬瓜压泥，葱花和肉末倒进冬瓜泥里混合均匀成为馅料。

第三步　饺子皮擀薄，包入馅料包成包子形状。

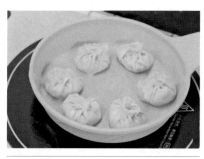
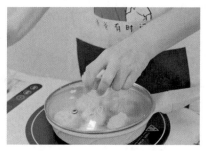
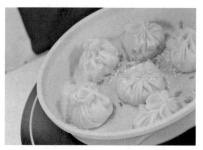

第四步 锅里倒油，放入包子小火煎香。

第五步 倒入一点水，加盖焖煮一会儿。

第六步 撒一点葱花和芝麻。

2 食谱名称 奶香土豆浓汤

食材准备 土豆100克，胡萝卜50克，鲜虾肉30克，配方奶100克，清水300克

推荐摄入量 土豆10克，胡萝卜5克，鲜虾肉5克，配方奶10克

奶香土豆浓汤　　　鸡翅包饭　　　番茄烩饭

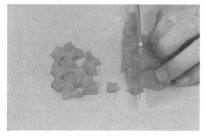
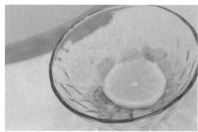
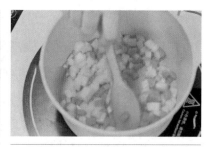

第一步 土豆、胡萝卜切粒。

第二步 虾肉切碎，盖上柠檬片静置去腥。

第三步 锅里倒油，倒入土豆、胡萝卜粒翻炒。

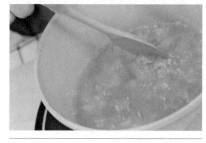
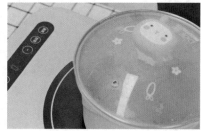
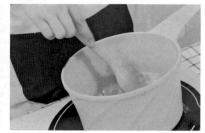

第四步 倒入清水烧开，倒入虾肉碎拌匀。

第五步 加盖，调中火煮20～30分钟。

第六步 开盖倒入配方奶，再煮5分钟即可。

3 食谱名称 红薯酸奶小蛋糕

食材准备 红薯1个，酸奶1瓶，开心果4颗，杏仁1颗，核桃仁1颗，葡萄干5颗

推荐摄入量 红薯10克，酸奶10克，开心果3克，杏仁2克，核桃仁2克，葡萄干3克

红薯酸奶小蛋糕　　　胡萝卜肉糜焖饭　　　茄子脆片

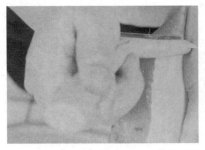
第一步　红薯去皮洗净。

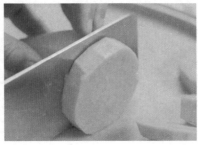
第二步　红薯切块。

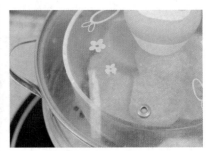
第三步　上锅蒸熟。

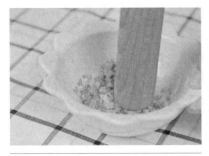
第四步　开心果、杏仁、核桃仁压碎备用。

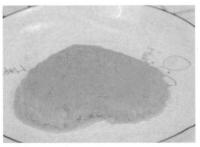
第五步　蒸好的红薯捣成泥，用模具做成简单的造型。

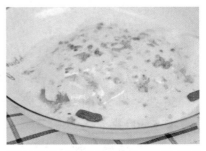
第六步　淋上酸奶，放上坚果碎。

4 **食谱名称**　虾仁豆腐紫米粥

食材准备　豆腐30克，虾仁20克，紫米10克，胚芽米30克，葱花2克

推荐摄入量　豆腐5克，虾仁5克，紫米5克，胚芽米10克

虾仁豆腐紫米粥　　　三彩捞面　　　香菇鳕鱼饼

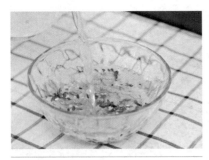
第一步　胚芽米和紫米按3:1混合洗净。

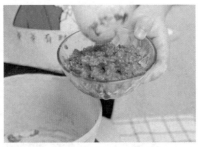
第二步　放进锅中加入适量水，煮成紫米粥。

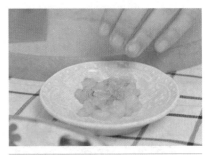
第三步　虾仁切碎。

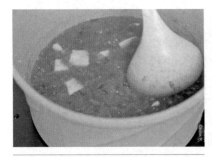
第四步　取一碗煮熟的紫米粥倒入小锅中煮沸，加入豆腐块搅拌均匀。

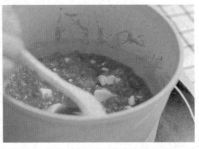
第五步　加入虾仁碎搅拌均匀，煮熟。

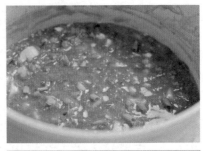
第六步　撒入葱花，搅拌均匀，盛出。

5 **食谱名称**　时蔬蛋包饭

食材准备　胚芽米饭100克，鸡蛋2个，香菇1朵，西蓝花30克

推荐摄入量　胚芽米饭20克，鸡蛋5克，香菇3克，西蓝花3克

时蔬蛋包饭

西蓝花鸡蛋饼

金昌鱼汤

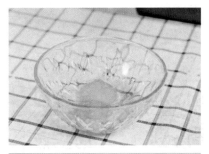

第一步　鸡蛋的蛋清和蛋黄分离，一份两个蛋黄一个蛋清，另一份一个蛋清。

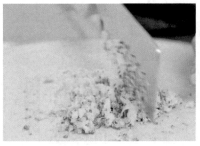

第二步　香菇、西蓝花焯水，切碎。

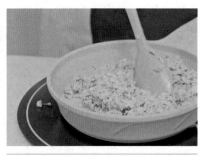

第三步　蔬菜炒到微熟，放入米饭翻炒后盛出备用。

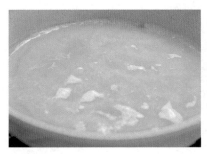

第四步　蛋液打散，锅中小火倒入蛋液，快速转动使得蛋液均匀铺满。

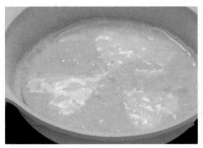

第五步　加入蛋清，翻面煎至凝固。

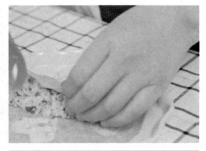

第六步　把炒好的米饭放到蛋饼上，卷起来即可。

6 **食谱名称**　芝麻鸳鸯粥

食材准备　鸡蛋1个，芝麻酱10克，胚芽米30克，清水适量

推荐摄入量　鸡蛋10克，芝麻酱5克，胚芽米10克

芝麻鸳鸯粥

土豆排骨

可爱饭团

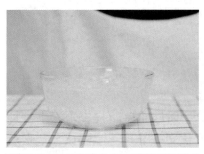

第一步　胚芽米提前浸泡。

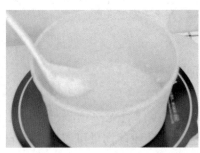

第二步　锅中倒入胚芽米煮成粥。

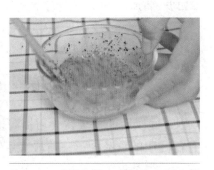

第三步　鸡蛋打散，鸡蛋液中倒入芝麻酱搅拌均匀。

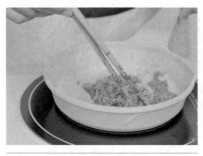

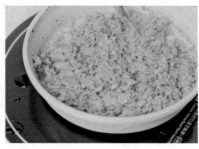

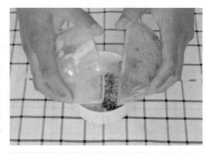

第四步　锅里倒油，倒入芝麻酱蛋液。用筷子快速搅散煮熟。

第五步　倒入半碗米粥烧开。

第六步　将芝麻蛋液米饭、胚芽米粥同时倒入碗中。

7 食谱名称　南瓜米饼

食材准备　南瓜50克，米饭80克，燕麦20克，鸡蛋1个

推荐摄入量　南瓜5克，米饭15克，燕麦5克，鸡蛋15克

南瓜米饼　　杂蔬虾丸汤　　熊宝宝肉酱饭

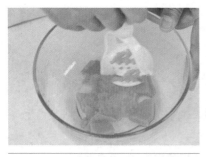

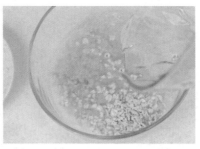

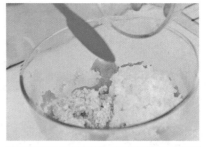

第一步　南瓜去皮切小块，上锅蒸熟，压成泥。

第二步　燕麦用温水浸泡一会儿。

第三步　南瓜泥中加入燕麦、米饭。

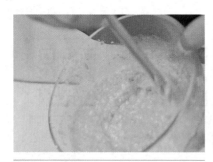

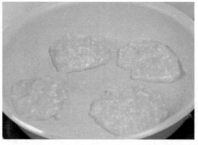

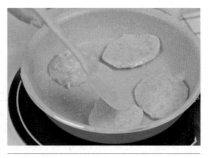

第四步　再加入一个鸡蛋，搅拌均匀。

第五步　平底锅中刷油，舀入一勺糊糊，用小火慢慢烘熟。

第六步　煎至两面金黄即可。

五、过敏宝宝特殊食物预警

　　1岁以后的宝宝饮食习惯可能没有规律且无法预测，建议在这个阶段给宝宝提供营养丰富且有益健康的食品。这一阶段宝宝吃的东西和食物量可以由宝宝自己决定，靠诱惑哄骗让宝宝吃东西会适得其反。

　　经过之前各种辅食的尝试，已经可以判断宝宝能吃哪些食物，哪些食物会导致宝宝过敏。

随着宝宝月龄的增加，胃肠道功能的发育也逐步完善，之前宝宝尝试过敏的一些食物，在后期也还是可以少量尝试给宝宝添加，慢慢观察宝宝的适应情况。比如在8月龄时给宝宝添加蛋黄，如果宝宝有过敏现象，那么等宝宝1岁以后，让其少量尝试蛋黄，观察其有无过敏情况。

　　尽管这一阶段食物提供得丰富，但要小心宝宝有营养缺乏的危险。随着新品种食物的增多，他们变得挑食、偏食，对不同食物的兴趣变化不定，应尽可能改善宝宝挑食、偏食的习惯。

▶▶ 小　结

　　19～21月龄的宝宝一天可以吃三餐饭，500毫升奶，两次点心或水果。宝宝最好交替进食主食、肉以及蔬菜，能增加宝宝的满足感，不能将所有食物混合在一起，否则会影响宝宝的食欲。宝宝的胃容量有限，宜少食多餐；多吃蔬菜、水果；适量摄入动植物蛋白；牛奶营养丰富，富含钙质，利于宝宝吸收。

▶▶ 思考与练习

一、选择题

（一）单项选择题

1. 19～21月龄的宝宝吃饭的时间最好控制在（　　　）分钟以内。
　　A. 5　　　　　　　　B. 10　　　　　　　　C. 15　　　　　　　　D. 20

2. 19～21月龄的宝宝每天早晚建议共进食奶（　　　）毫升。
　　A. 50～100　　　　B. 100～150　　　　C. 150～250　　　　D. 250～500

3. 19～21月龄的宝宝每天应吃肉类（　　　）克。
　　A. 10～20　　　　B. 20～30　　　　C. 30～40　　　　D. 40～50

4. 19～21月龄的宝宝每天应吃大豆制品（　　　）克。
　　A. 5～10　　　　B. 10～20　　　　C. 25～50　　　　D. 50～100

5. 19～21月龄的宝宝每天应吃鸡蛋（　　　）个。
　　A. 1　　　　　　　　B. 2　　　　　　　　C. 3　　　　　　　　D. 4

（二）多项选择题

1. 19～21月龄的宝宝每天摄入的食品仍需包括（　　　）。
　　A. 谷类　　　　　B. 蔬菜　　　　　C. 水果　　　　　D. 动物性食品

2. 19～21月龄宝宝辅食添加原则为（　　　）。
　　A. 坚持以乳类为主向以普通食物为主转变的添加原则
　　B. 强制喂食，确保宝宝能吃饱
　　C. 宝宝不喜欢吃就不给他吃
　　D. 坚持少糖、少盐、无刺激性调味品原则

3. 19～21月龄宝宝的配餐原则为（　　　）。
　　A. 坚持少食多餐　　　　　　　　B. 注意加点心的时间
　　C. 坚持多吃蔬菜、水果　　　　　D. 坚持适量摄取动植物蛋白

4. 缺碘容易引发（　　　）。
　　A. 早产　　　　　B. 先天畸形　　　　C. 智力损害　　　　D. 甲状腺功能低下

5. 19～21月龄宝宝进食餐次为（　　　）。
　　A. 三餐辅食　　　　B. 两次点心　　　　C. 两次奶　　　　D. 三次奶

二、判断题

1. 19～21月龄宝宝吃的食物应力求小巧、精制、花样翻新，色香味俱全。 （　　）
2. 19～21月龄宝宝不应进食花生米及其他类似食品，如有核的枣、瓜子等。 （　　）
3. 19～21月龄宝宝的饭菜应以低盐食品为主，避免吃刺激性的食物，如辣椒、胡椒、油炸食品等。 （　　）
4. 为19～21月龄宝宝制作菜肴时不要切得太细、太碎。 （　　）
5. 19～21月龄宝宝不可以自己用小勺吃饭。 （　　）

三、简答题

1. 试述19～21月龄宝宝的饮食特点。
2. 试述19～21月龄宝宝辅食的烹调禁忌。

四、实训任务

洞洞宝宝已经20个月，爸爸说，宝宝这么大了，不用再单独为他准备饮食了，和大人一起吃同样的饭菜就好了。

（1）洞洞爸爸的这种观点正确吗？

（2）如何安排20个月左右宝宝的餐次和进餐时间？

模块九
22～24月龄宝宝的饮食与营养

模块导读

随着运动技能的发展，22～24月龄宝宝的走、跑、跳等动作已经能够很好完成，因此对能量的消耗、各种营养需求日益增多。随着宝宝咀嚼能力的发展，饮食范围更加广泛，基本涉及日常生活中的大部分食物。我们在给宝宝单独制作饮食的同时，也要让宝宝逐渐适应家庭的日常饮食。

本模块详细介绍了22～24月龄宝宝的营养需求、特点、原则、饮食特点、膳食种类，助力科学均衡地喂养宝宝。

学习目标

1. 了解22～24月龄宝宝的营养需求和饮食特点。
2. 能够合理地安排22～24月龄宝宝的营养膳食。
3. 有效指导22～24月龄宝宝的饮食，养成良好的饮食卫生习惯。

内容结构

- 22～24月龄宝宝的饮食与营养
  - 22～24月龄宝宝的营养需求
    - 22～24月龄宝宝的营养特点
    - 22～24月龄宝宝的辅食添加原则
    - 22～24月龄宝宝的特殊营养需求
    - 常见婴幼儿营养相关性疾病——铅超标
  - 22～24月龄宝宝的饮食指导
    - 22～24月龄宝宝的饮食特点
    - 22～24月龄宝宝的配餐原则
    - 22～24月龄宝宝的辅食烹调禁忌
  - 22～24月龄宝宝的膳食安排
    - 22～24月龄宝宝的餐次和进餐时间安排
    - 22～24月龄宝宝可添加的食物建议
    - 22～24月龄辅食餐次时间表
    - 22～24月龄食谱推荐
    - 过敏宝宝特殊食物预警

任务一　22～24月龄宝宝的营养需求

22～24月龄宝宝饮食上要注意食物多样化，这样才能全面获得营养，避免营养元素的缺乏。其次还要科学地处理好荤素搭配、粗细粮搭配、动植物蛋白搭配，少用油脂和糖类，给宝宝一个均衡的膳食结构。

一、22～24月龄宝宝的营养特点

22～24月龄的宝宝牙齿基本都已出全，这阶段的饮食要从奶类转向以食物喂养为主，食物应结合两岁宝宝此阶段的营养需求来提供，以保证宝宝获得身体所需的均衡营养。

22～24月龄的宝宝一天的营养食物大致为：主食150～200克，肉、蛋副食50～80克，豆类制品20克左右，蔬菜100～150克，牛奶250～500毫升。另外可添加适量的水果，并且水果和牛奶可安排在三餐之间。

22～24月龄的宝宝早餐可以面包、糕点、鸡蛋、牛奶、稀饭等为主，午饭应以馒头、青菜、瘦肉、豆制品或汤菜等为主，在晚餐的时候可以加点牛奶、豆浆或者是稀饭和适量小菜。晚饭要尽量让宝宝吃得稍微清淡一些，以免造成宝宝夜间消化不良。

二、22～24月龄宝宝的辅食添加原则

1. 注意少摄入碳水化合物

22～24月龄宝宝米饭不要吃太多，因为碳水化合物都来自米饭中的淀粉，对于刚步入2岁的宝宝并不合适。尽管他们能有效地吸收这些淀粉，但这种形式的碳水化合物所占的体积较大，会降低总能量的摄入，应逐步增加米饭等食物。

2. 坚持食物多样化

2岁左右的宝宝每日蛋白质需要供给40克左右，其中一半应来源于奶和一定量的高蛋白食物（如瘦肉、酸奶、鸡蛋和鱼类等）。但不能过分重视动物性食物，幼儿只吃肉、蛋、奶类，不但碳水化合物会供给不足，还会导致蔬菜水果的较少摄入，造成维生素和矿物质的缺乏。所以，宝宝每日辅食中应包括：谷类、乳类、肉、禽、鱼、蛋类、新鲜的蔬菜和水果。只有饮食多样化，才能发挥各种食物在营养成分上的互补作用。

3. 注意合理的烹调与膳食

2岁宝宝食物应当以细、软、碎、烂为主，不宜吃刺激和过于油腻的食物，要经常变换花样，刺激宝宝食欲，少用火腿肠、红肠等成品。口味应清淡，低盐低糖，不用味精。

果汁不是水果，最好保证宝宝每天新鲜水果的摄入。此外，推荐宝宝钙的摄入量保持一天600毫克左右，如果饮食中摄入不足应适量补充。

三、22～24月龄宝宝的特殊营养需求

22～24月龄宝宝的牙齿一般都已出全，骨骼也在迅速生长，身体处于发育的旺盛时期，需要全面的营养。如果营养供应不及时，会使宝宝发育迟缓、抵抗力低，严重者会出现营养缺乏症。

为了宝宝的健康成长，家长要合理为其搭配膳食，保证营养的摄入。其中蛋白质、脂肪、碳水化合物的供给比例应为1∶2∶4，不能缺少任何一种营养素，应多让宝宝食用肉、蛋、奶类食物，补充蛋白质，并且合理地搭配一些蔬菜和水果，以补充体内的无机盐和维生素。

粗细粮要搭配食用，可以选择富含维生素A、维生素C和含铁的绿色蔬菜，肉、蛋、奶类食品要交替食用，豆制品应选取蛋白质、钙、铁含量较多的。最好不要选择腌制、辛辣食品，以免刺激肠胃，伤害宝宝的牙齿。

为宝宝制作的主食要经常变换花样，可以制作面条、花卷、小馄饨等面食，提高宝宝的食欲，不要给宝宝食用太油腻的食物和油煎、油炸食品。

四、常见婴幼儿营养相关性疾病——铅超标

1. 病因

在日常生活中，铅和其化合物对人体各组织均有毒性，且铅对多个中枢和外围神经系统中的特定神经结构有直接的危害作用。在中枢神经系统中，大脑皮层和小脑是铅毒性作用的要紧靶组织；在周围神经系统中，运动神经轴突是铅危害的要紧靶组织。

2. 临床表现

铅对神经系统、血液系统和心血管系统皆有损害。铅对神经系统的危害主要表现为以下4种。

（1）铅中毒者的心理会发生转变，例如成人铅中毒后会显现忧郁、烦躁、性格改变等病症，而儿童表现为多动。

（2）铅中毒会使人智力下降，尤其是儿童会显现学习障碍，大脑发育也会有问题。

（3）铅中毒会致使感觉功能障碍，如很多铅中毒患者时会显现视觉功能障碍：视网膜水肿、球后视神经炎、盲点、眼外展肌麻痹、视神经萎缩、眼球运动障碍、瞳孔调剂异样、弱视或视野改变，还有的会产生嗅觉、味觉障碍等。

（4）铅对周围神经系统的阻碍是降低运动功能和神经传导速度，肌肉损害是严重铅中毒的典型证明之一。

铅对血液系统的主要危害表现为两个方面，一是抑制血红蛋白的合成，二是缩短循环中的红细胞寿命，这些最终会致使人贫血。

铅对心血管系统的损害表现为：（1）心血管病死亡率与动脉中铅过量紧密相关，心血管病患者血铅和24小时尿铅水平明显高于非心血管病患者。（2）铅暴露能引发高血压。（3）铅暴露能引发心脏病变和心脏功能转变。

3. 铅超标的预防

（1）尽量减少儿童铅暴露的机会。家庭成员如接触含铅物质后要及时换衣服、洗手、洗脸、洗澡；家长尽量不吸烟，不制造人为的铅污染环境。

（2）应加强对儿童的引导和教育，使其养成良好的饮食卫生习惯，餐前洗手，勤剪指甲，一旦接触过含铅物品应及时洗手。不使用含铅量高的玩具和餐具，如劣质的油彩画，颜色鲜艳的奶嘴、奶瓶等。要注意摄入钙、磷、铁、锌、锰等丰富的食物，以减少铅的吸收，促进铅的排出。少吃或不吃含铅量高的食物，如皮蛋、爆米花、烧烤、罐头食品等。

（3）家长要密切关注孩子生长环境，及时纠正孩子的不良习惯，如啃手指、异食癖、挑食等。

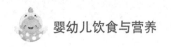
任务二 22～24月龄宝宝的饮食指导

22～24月龄的宝宝骨骼和牙齿都处在发育的阶段，所以对钙的需求量是相对较多的，而奶制品里面的钙含量非常高，是宝宝摄入钙和营养物质的主要来源。这个阶段可以给宝宝吃鱼肝油，以及其他含有维生素D的食物，还可以多做户外运动，晒太阳，促进宝宝骨骼的发育。

这个阶段家长可以给宝宝多做一些软烂好消化的食物，以及蒸菜或者煮菜，口味应清淡，不要放太多的调料。宝宝要少吃油炸和膨化食品，否则容易引起消化不良。

一、22～24月龄宝宝的饮食特点

1. 尽量以"开小灶"的形式为宝宝提供均衡营养

22～24月龄的宝宝已经可以和爸爸妈妈一样吃谷类等主食了，但宝宝的食物还需"开小灶"单独做，成人的饮食宝宝暂时还适应不了。这个阶段宝宝的食品以米、面等谷类食物为主，谷类是热能的主要来源。宝宝所需的蛋白质主要来自肉、蛋、乳类和鱼类食物；钙、铁和其他矿物质主要来自蔬菜，部分来自动物类食物；维生素主要来自水果和蔬菜。

22～24月龄宝宝的胃容量为300毫升左右，因此每餐食物不必做太多。这个阶段的宝宝每日可进餐4～5次，每日3餐主食，每餐间隔约为4小时，两餐之间加些点心。

2. 注意合理烹饪，色香味俱全

宝宝虽然可以吃普通食品了，但食品的加工仍然要做到碎、软、烂。面片汤、馄饨等比较适合2岁宝宝，宝宝也会比较喜欢。面食以发面为好；鱼要剔除骨刺，再切成碎末或小丁；肉要加工切碎，斩断纤维，可以制成小丸子；花生、核桃要制成泥、酱；要避免给宝宝食用刺激性食物，如辣椒、胡椒及油炸食品等。

为了让宝宝乖乖进食，在食物制作过程中家长要注意烹饪方法，尽可能多地保留食物中的营养素，如：挑选蔬菜要新鲜，不要泡在水里时间太长，应洗干净，临做前再切，防止维生素流失；胡萝卜要用油炒后食用，这样有利于脂溶性维生素A的吸收；制作的膳食应小巧、精致、有创意，并注意颜色的搭配。可以通过视觉、嗅觉、味觉等感官，吸引宝宝对食物的兴趣，增加宝宝的食欲。

二、22～24月龄宝宝的配餐原则

1. 坚持营养平衡和易消化的食物配餐原则

22～24月龄的宝宝消化功能正在不断完善，饮食的品种和制作方法也逐步向成人过渡，以粮食、蔬菜和肉类为主的食物开始成为宝宝的主食。不过，这个阶段宝宝的饮食仍要注意营养平衡和易于消化，不能完全吃成人的食物。

2. 遵循软和适量原则

给宝宝煮饭时要将食物做得软些，早餐时不要让宝宝吃油煎的食物，如油条、油饼等，可以吃面包或饼干、鸡蛋、牛奶等，每天的奶量最好控制在250～500毫升。在奶量减少后，每天要给宝宝吃两次点心，时间可以安排在下午和晚上，但不要吃得过多，否则会影响宝宝的胃口和食量，时间长了会引起宝宝营养不良。

三、22～24月龄宝宝的辅食烹调禁忌

22～24月龄宝宝的饮食烹饪目的是为了改善食物的形态，增进食欲，促进消化吸收。由于宝宝消化能力依然不强，应该注意选择纤维素较少的食物，食物形态要求软、易咀嚼、易消化。不吃刺激性食品，食物要少带骨，不带刺，蔬菜要切碎，要注意色、香、味和品种多样化。

针对宝宝消化功能的特点，常采用的烹调方法有如下六种。

蒸：制作菜肴省时间，且保持原汁原味，能减少营养素成分的散失，保持原料原有的形态。

炖、熬：常在加汤加料时一次加好，中途不再加水，保持原汁原味，制作的食品味道清香、淡雅、软而酥烂、清爽利口。

瓤：如黄瓜塞肉、葫芦塞肉、瓤冬瓜盅等。此法制作细腻，制成的菜肴美观别致，荤素相配，口味鲜美。

溜：如豆腐丸子、土豆丸子等。食物为片、丁、丝状等，经过油滑或水烫熟后再溜，以旺火速成能保持菜肴的香脆、滑软、鲜嫩。

烧：红烧、汤烧，菜肴味鲜，微咸甜、色泽发红。

汆：烹制汤菜或连汤带菜的一种烹调方法。

任务三　22～24月龄宝宝的膳食安排

22～24月龄的宝宝仍然不要吃太多香料、盐、黄油等调味品，这些添加剂会妨碍宝宝体验食物本身的味道，损害宝宝的长远健康。面食类对于该阶段的宝宝来说非常好消化，很适合这个月龄的宝宝。同时，宝宝的营养离不开蔬菜和肉类，但是这个阶段的宝宝有的会排斥直接食用蔬菜和肉，可以把蔬菜和肉做成丸子之后再给宝宝吃。在给宝宝做辅食的时候选取食材要全面一些，这样宝宝才能获取更丰富的营养。

一、22～24月龄宝宝的餐次和进餐时间安排

对于22～24月龄的宝宝来说，正常吃饭的三餐时间其实和父母的时间是一样的。建议每餐准备丰富的食物，少吃油炸有害的食物。加餐时间在两餐之间，可以给宝宝另外添加一顿营养食物，这个阶段宝宝一次吃的食物不多，过一会儿就会感觉饿，增加一顿营养餐有利于成长。三餐可以安排为：

早餐：牛奶、鸡蛋、面包、时蔬、水果。

午餐：软饭、肉类或鱼类、时蔬等。

晚餐：软饭、肉类或鱼类、时蔬等。

二、22～24月龄宝宝可添加的食物建议

食物类别	食材
主食	软饭，杂粮粥，面食（面条、面片、包子、饺子、馄饨等）
辅食	母乳/配方奶、白开水、鱼肝油（维生素A、维生素D比例为3:1）、水果、绿叶蔬菜、根茎类蔬菜、猪牛羊肉、猪肝、羊肝、动物血、豆制品、蒸全蛋、小点心（自制蛋糕、饼干、蛋饼等）

三、22 ～ 24月龄辅食餐次时间表

餐　次	时　间	配方奶、主餐和点心
上　午	7：00 ～ 7：30	小米粥：小米20克 主食：面包40克 黄瓜粒粒面：黄瓜5克和蔬菜面10克
	9：30 ～ 10：00	奶制品：牛奶200毫升 点心：饼干15克
	11：30 ～ 12：00	鲜虾丸：鲜虾8个和鸡蛋黄1个 主食：软饭40克 三文鱼西红柿米糊：三文鱼5克、西红柿5克和米粉5克
下　午	15：00 ～ 16：00	坚果红糖馒头：小麦粉25克、红糖5克和腰果2克 橙：甜橙75克 梨：鸭梨75克
	17：30 ～ 18：00	蔬菜鳕鱼饼：胡萝卜40克和西蓝花40克 茄汁千层糕：小麦粉30克和西红柿30克 菠菜炒蛋：菠菜56克、鸡蛋30克
夜　间	21：00 ～ 21：30	奶制品：牛奶200毫升

四、22 ～ 24月龄食谱推荐

1

食谱名称　西葫芦鸡肉饼

食材准备　西葫芦100克，鸡肉150克，洋葱30克，木耳30克，玉米淀粉5克，鸡蛋1个，盐适量

推荐摄入量　西葫芦10克，鸡肉15克，洋葱3克，木耳3克，鸡蛋5克

西葫芦鸡肉饼　　土豆疙瘩汤　　爆香鸡翅包面

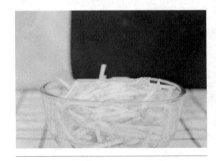 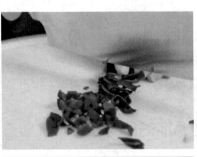 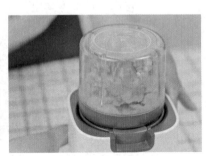

第一步　西葫芦刨丝，加入盐腌出水分，洗净沥干。　第二步　洋葱、木耳切小丁。　第三步　鸡肉放进搅拌机打成泥。

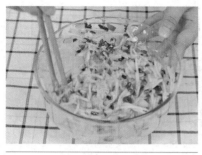

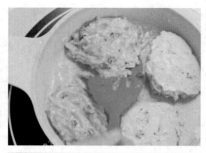

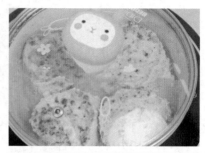

第四步 鸡肉泥加入西葫芦丝、洋葱丁、木耳丁，再加入玉米淀粉、鸡蛋、少许盐，全部搅拌均匀。

第五步 平底锅涂油，小火加热，西葫芦鸡肉泥搓成小球，放入平底锅中煎至两面金黄。

第六步 倒入少许开水，加盖中小火焖至水分收干。

2 食谱名称 坚果红枣蛋糕

食材准备 大核桃仁40克，有机红枣120克，有机低筋面粉135克，鸡蛋4个，红糖30克，白芝麻5克，食用油50克

推荐摄入量 大核桃仁5克，有机红枣10克，有机低筋面粉15克，鸡蛋5克

坚果红枣蛋糕　　　　胡萝卜干贝蒸蛋　　　　香煎芦笋肉卷

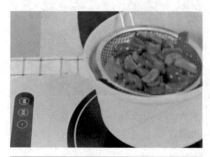

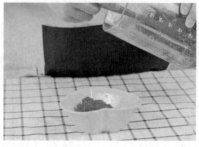

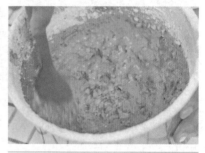

第一步 大核桃仁剁碎，红枣去核、切块，锅中倒入红枣和400毫升清水，大火煮20分钟，捞出沥干水分。

第二步 倒入料理机搅打成红枣泥，取重120克。

第三步 碗中打入4个鸡蛋，倒入红枣泥、红糖打发至蛋液蓬松，倒入食用油，边旋转边划"J"字形翻拌均匀，筛入低筋面粉边旋转边划"J"字形翻拌均匀，再倒入核桃碎翻拌拌匀。

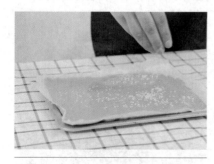

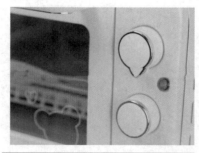

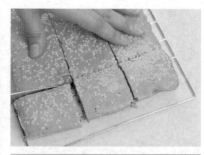

第四步 混好的蛋液糊倒入烤盘中，用刮刀抹平表面，均匀地撒上白芝麻，震出大气泡。

第五步 烤盘放上硅油纸，放入烤箱上下管150摄氏度预热20分钟，再放入蛋液糊烘烤20分钟。

第六步 取出晾凉、切小块。

3 食谱名称　迷你汉堡

食材准备　牛肉40克，豆腐100克，胡萝卜20克，洋葱10克，蛋黄1个，玉米淀粉5克，盐1克

推荐摄入量　牛肉10克，豆腐15克，胡萝卜3克，洋葱3克，蛋黄5克

迷你汉堡

西芹炒猪肝

清蒸鲈鱼

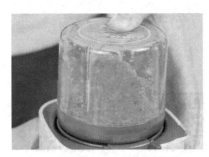

第一步　牛肉、胡萝卜、洋葱切小块，放入辅食机打碎。

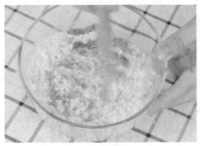

第二步　豆腐压烂，豆腐、蛋黄和之前打碎的食材混合在一起。

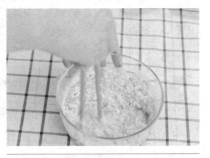

第三步　加入玉米淀粉（可选加入盐），顺时针搅拌均匀。

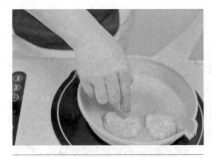

第四步　小火热锅，挖一勺肉糊放手上捏圆后放入锅中，中间按压一个小凹槽。

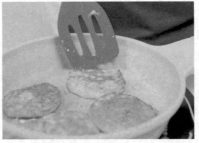

第五步　煎制两面焦香。

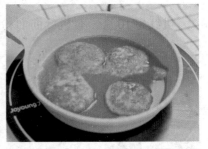

第六步　可选择性地加入酱汁，焖煮至酱汁收干。

4 食谱名称　蜜汁棒槌鸡

食材准备　鸡翅中适量，番茄酱15克，生抽15克，蜂蜜25克，蚝油15克，盐1克

推荐摄入量　鸡翅中15克

蜜汁棒槌鸡

莴笋炒牛肉

宝宝版蟹黄豆腐

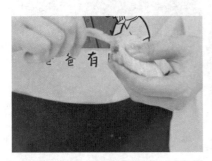

第一步　鸡翅中用刀在根部划一圈取出鸡翅骨头。

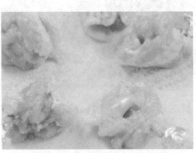

第二步　切断肉和筋，将肉向外翻下去裹紧，顶部包上锡纸。

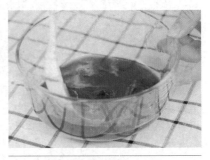

第三步　碗中加入蚝油、生抽、番茄酱、蜂蜜、盐，拌匀调成酱汁。

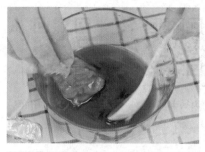

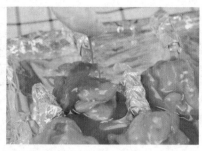

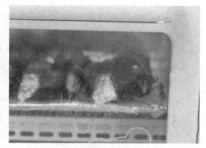

第四步　把鸡锤各个面均匀地裹上酱汁，再浸泡一会。

第五步　烤盘上铺上锡纸，摆上鸡锤，淋上调味汁。

第六步　烤箱预热200摄氏度，放入鸡锤烤20分钟。

5 　**食谱名称**　杂蔬香肠芝士焗饭

　　食材准备　米饭450克，玉米粒50克，胡萝卜粒50克，四季豆50克，洋葱粒30克，鸡蛋1个，香肠2条，番茄酱80克，芝士、盐、油适量

　　推荐摄入量　米饭15克，玉米粒3克，胡萝卜粒3克，四季豆3克，洋葱粒3克，鸡蛋5克，香肠3克

杂蔬香肠芝士焗饭　　　　葱花肉饼　　　　海鲜菇鱼肉捞面

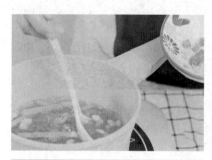

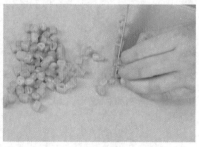

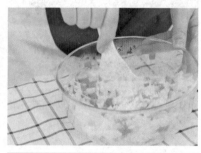

第一步　四季豆、胡萝卜粒、玉米粒煮熟，捞出蔬菜粒，留下四季豆多煮一会儿。

第二步　洋葱、香肠切粒，四季豆捞出后切粒。

第三步　米饭里放入玉米粒、胡萝卜粒、四季豆粒、洋葱粒、鸡蛋、盐拌匀。

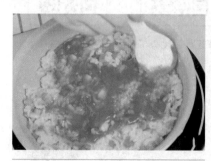

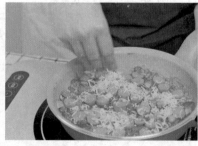

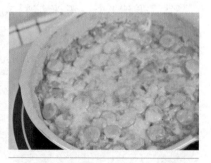

第四步　底锅里涂油，拌匀的米饭平铺在锅里，铺平后涂上番茄酱抹匀。

第五步　再铺上香肠粒，撒上芝士。

第六步　盖上锅盖，小火直到芝士融化即可。

6 食谱名称　干贝焖西葫芦

食材准备　西葫芦1个，干贝3颗，肉末少许，盐、糖、玉米淀粉适量

推荐摄入量　西葫芦15克，干贝3克，肉末5克

干贝焖西葫芦

山药奶酪棒

宝宝版韩式拌饭

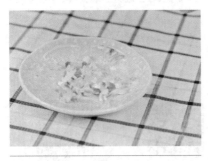

第一步　干贝浸泡变软后撕成丝，留下干贝水备用。

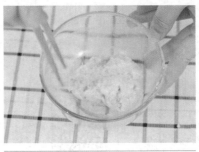

第二步　西葫芦去皮，切片，肉末加入油、玉米淀粉，拌匀腌制一下。

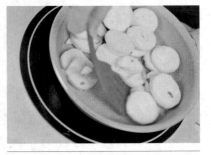

第三步　油锅烧热，先炒香干贝，再放入西葫芦翻炒。

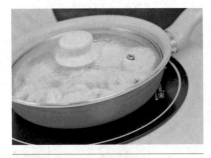

第四步　加入刚刚浸泡干贝的水，加盖焖煮片刻。

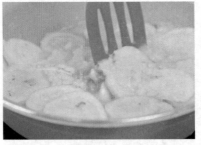

第五步　待水微微收干，加入肉末打散翻炒。

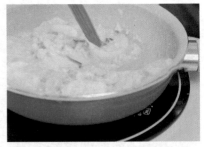

第六步　肉末熟透后加入糖、盐调味，翻炒均匀即可。

7 食谱名称　鹌鹑蛋虾丸

食材准备　虾100克，鹌鹑蛋5个，蛋清1个，玉米淀粉20克，肉松适量

推荐摄入量　虾15克，鹌鹑蛋5克，蛋清5克

鹌鹑蛋虾丸

海苔蔬菜馒头丁

胡萝卜番茄饭卷

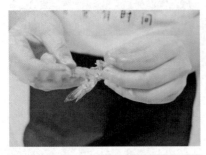

第一步　虾去虾线、去皮、去头，剥出虾仁。

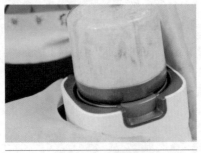

第二步　虾肉加入蛋清和玉米淀粉拌匀，放入搅拌机搅打成泥。

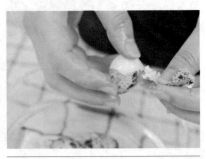

第三步　鹌鹑蛋冷水下锅煮熟，捞出放入冷水中过凉，剥壳备用。

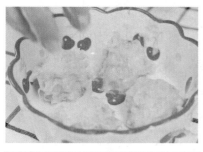
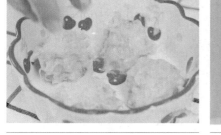
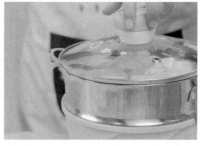

第四步 取适量虾泥，中间放入一颗 第五步 冷水上锅，蒸10分钟。 第六步 取出撒点肉松即可。
鹌鹑蛋裹起来搓成丸子状。

五、过敏宝宝特殊食物预警

宝宝到2岁时，随着其消化功能的不断完善，饮食的种类和制作方法开始逐渐向成人过渡，但宝宝的肠胃功能仍然比较弱，在饮食上仍然需要特别注意，像带刺的鱼，带壳的虾蟹和蛤类，带骨的禽肉类，需要去刺、去壳、去骨后，才可供食用。对某种食物过敏的宝宝，仍然需要注意回避引起过敏的食物，比如对牛奶和蛋白过敏的宝宝，要严格避免食用牛奶、蛋白及含蛋白、牛奶成分的食物。

此外，2岁的宝宝也不能吃生冷寒凉的食物，比如从冰箱里面拿出来的水果、冰淇淋、冰水等，这类食物会刺激孩子的肠胃，导致腹痛腹泻等症状，还有可能会引发感冒着凉等。这个阶段最好能够给宝宝提供新鲜的食物，少吃含防腐剂和色素的食品。

▶▶ 小 结

22～24月龄的宝宝进入了幼儿阶段。幼儿的生长发育速度较之前会略有减慢，供给生长发育所需要的热量也有所减少。但是幼儿的活动量增大了，所以所需的热量也应该有所增加，同时建议要多给宝宝补充水分和含有维生素、矿物质的食物，可以辅助孩子良好的发育。

锌元素是宝宝神经发育必不可少的元素之一，这个阶段正是宝宝们学习新事物的阶段，这时候给宝宝补充锌元素，有利于宝宝的发育。可以多给宝宝吃一些海产品、动物肝脏、肉类、奶制品以及豆制品。

▶▶ 思考与练习

一、选择题

（一）单项选择题

1. 22～24月龄的宝宝每日主食的进食量为（ ）克。

    A. 50～100   B. 100～150   C. 150～200   D. 200～250

2. 22～24月龄的宝宝每日肉、蛋副食的进食量为（ ）克。

    A. 10～20   B. 30～40   C. 40～50   D. 50～80

3. 22～24月龄的宝宝每日豆制品的进食量为（ ）克。

    A. 10   B. 20   C. 30   D. 40

4. 22～24月龄的宝宝每日蔬菜的进食量为（ ）克。

    A. 10～50   B. 50～100   C. 100～150   D. 150～200

5. 22～24月龄的宝宝每日进食牛奶为（　　）毫升。

    A. 50～100　　　　　　B. 100～150　　　　　　C. 150～200　　　　　　D. 250～500

（二）多项选择题

1. 22～24月龄的宝宝早餐以（　　）为主。

    A. 面包　　　　　　　B. 糕点　　　　　　　　C. 稀饭　　　　　　　　D. 牛奶

2. 22～24月龄的宝宝午饭可以（　　）为主。

    A. 馒头　　　　　　　B. 青菜　　　　　　　　C. 瘦肉　　　　　　　　D. 豆制品

3. 22～24月龄宝宝辅食添加原则为（　　）。

    A. 注意少摄入碳水化合物　　　　　　　　B. 坚持食物多样化

    C. 注意合理的烹调与膳食　　　　　　　　D. 坚持多量摄取动植物蛋白

4. 可以帮助宝宝排泄铅的食物有（　　）。

    A. 黑木耳　　　　　　B. 金针菇　　　　　　　C. 猪血　　　　　　　　D. 绿豆

5. 22～24月龄宝宝的配餐原则是（　　）。

    A. 坚持营养平衡和易消化的食物配餐原则　　B. 遵循软和适量原则

    C. 遵循多量原则　　　　　　　　　　　　　D. 遵循自主进食原则

二、判断题

1. 22～24月龄宝宝晚饭要尽量吃得稍微清淡一些，以免造成宝宝夜间消化不良。　　　（　　）

2. 22～24月龄宝宝早餐时不要吃油炸的食物，如油条、油饼等。　　　　　　　　　　（　　）

3. 22～24月龄宝宝奶量减少后，每天要给宝宝吃两次点心，时间可以安排在下午和晚上。

    （　　）

4. 22～24月龄宝宝可以和成人一起正常饮食。　　　　　　　　　　　　　　　　　　（　　）

5. 22～24月龄宝宝不用进食奶制品。　　　　　　　　　　　　　　　　　　　　　　（　　）

三、简答题

1. 试述22～24月龄宝宝的饮食特点。

2. 试述22～24月龄宝宝辅食的烹调禁忌。

四、实训任务

    琪琪宝贝已经2周岁了，家里围绕着怎么为宝宝提供充足的营养展开了热烈的讨论。爷爷说，要多给宝宝吃肉，吃肉力气大；奶奶说，要多给宝宝吃鱼，吃鱼会变聪明……大家都为宝宝的成长献计献策。

    （1）2岁左右的宝宝需要什么样的营养物质？

    （2）你能为琪琪宝贝的饮食营养提供一些建议吗？

第三部分

托大段
（25 ～ 36 个月）

2岁之后宝宝已经可以独立坐、行走、跑和跳，身体生长了，本领也增加了。他们可以参加家庭膳食活动，包括制作食物和进餐活动，宝宝可以观察或参与简单的植物播种、照料、采摘等过程，参与食物的准备和制作，这样有助于提高他们对食物的认知，产生对食物的兴趣，激发他们的食欲，培养珍惜食物的好习惯。此阶段家长应注意培养宝宝进餐的自主性和行为习惯，为入托和入园做准备。

　　这个部分围绕托大段（25～36个月）宝宝的饮食和营养展开，详细介绍了这个阶段宝宝的营养需求、营养特点、配餐原则、饮食特点、膳食种类，为家长科学喂养宝宝、帮助宝宝形成进餐好习惯提供支持。

模块十
25～30月龄宝宝的饮食与营养

模块导读

这个月龄段的宝宝有明确的饮食需求，可以表达自己的需求，家长可以科学安排适宜的进餐时间、地点和场景，根据宝宝特点选择和烹制食物，引导宝宝选择健康食物，养成不挑食、不偏食的良好习惯。

本模块详细介绍了25～30月龄宝宝的营养需求、营养特点、配餐原则、饮食特点、膳食种类，助力家长科学喂养宝宝，关注宝宝进餐礼仪的培养。

学习目标

1. 了解25～30月龄宝宝的营养需求和饮食特点。
2. 能够合理安排25～30月龄宝宝的营养膳食。
3. 有效指导25～30月龄宝宝的饮食，养成良好的饮食卫生习惯。

内容结构

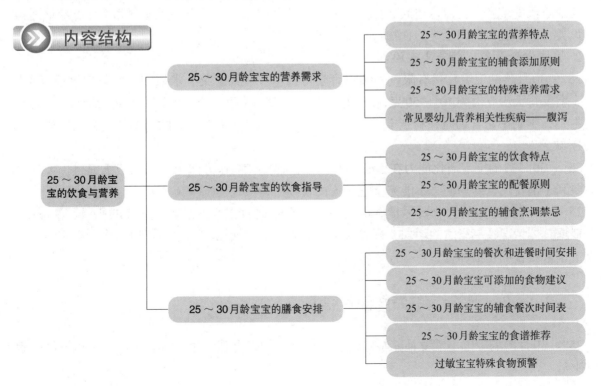

25～30月龄宝宝的饮食与营养

- 25～30月龄宝宝的营养需求
  - 25～30月龄宝宝的营养特点
  - 25～30月龄宝宝的辅食添加原则
  - 25～30月龄宝宝的特殊营养需求
  - 常见婴幼儿营养相关性疾病——腹泻

- 25～30月龄宝宝的饮食指导
  - 25～30月龄宝宝的饮食特点
  - 25～30月龄宝宝的配餐原则
  - 25～30月龄宝宝的辅食烹调禁忌

- 25～30月龄宝宝的膳食安排
  - 25～30月龄宝宝的餐次和进餐时间安排
  - 25～30月龄宝宝可添加的食物建议
  - 25～30月龄宝宝的辅食餐次时间表
  - 25～30月龄宝宝的食谱推荐
  - 过敏宝宝特殊食物预警

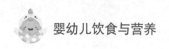

25～30月龄宝宝的营养需求

随着宝宝月龄段的增长，他们对营养物质的需求也进一步增加，家长要结合25～30月龄宝宝的生长发育特点和营养特点，为宝宝准备适宜的食物。

一、25～30月龄宝宝的营养特点

25～30月龄的宝宝应该有足够的热能来维持基础代谢，热能是依据身高体重来进行判断的。同时宝宝还要有足够的蛋白质，宝宝每千克体重的蛋白质供给量是2～4克。宝宝还要有足够的脂肪摄入，脂肪应占总热量的40%左右，碳水化合物要占总热量的50%左右，维生素A的供给量为每天200微克，维生素D的摄入量为每天10微克。

对于25～30月龄的宝宝来说，乳制品是饮食必不可少的一部分要多喝牛奶，牛奶中有丰富的营养，有利于宝宝吸收，建议每天摄入300～500毫升。除了牛奶还要多吃肉类、鱼类、蛋类，可以用这些食材来煮汤，为宝宝做易消化的食物。

25～30月龄宝宝的主食可以选择比较软的米饭、馒头、馄饨、包子等，要注意粗细搭配，避免出现维生素B族缺乏症。饭后可以给宝宝吃一些比较软的水果，如果水果比较硬，可以打成果汁给宝宝饮用。从每天的饮食中宝宝就可以补充足够的营养。

二、25～30月龄宝宝的辅食添加原则

1. 适量添加营养副食

25～30月龄的宝宝一般20颗乳牙已经长齐了，相比小时候，咀嚼能力和消化能力都有所增强。这个阶段的宝宝主食以米饭或面为主，但是在副食的选择上，为了保证营养均衡，应该适当补充鱼类、海鲜类以及肉蛋类的食物。

2. 坚持少食多餐，营养丰富添加

25～30月龄的宝宝食量有限，一顿不宜吃得太多。一天蔬菜、水果的进食量应该在200克左右。宝宝每天应吃肉类40～50克，豆制品25～50克，鸡蛋1个。保证宝宝每天至少喝250毫升的牛奶，牛奶中富含钙质，利于宝宝吸收。保证每天摄入150克左右的粗粮，这样可以避免维生素B_1缺乏。

25～30月龄的宝宝消化能力在不断提升，饮食种类和制作方法也不断向成人靠近。宝宝的辅食要利于消化、营养均衡，不能完全吃大人的食物。

25～30月龄宝宝的食物要尽量做得软一些，不能吃油炸类的食物。宝宝的奶量逐渐减少，可以根据具体情况在三餐之间增加一顿或者两顿点心，每一次点心的量不可以太多，否则会影响到宝宝正常餐食的食欲和食量。

三、25～30月龄宝宝的特殊营养需求

25～30月龄的宝宝不需要补充特殊营养，要做到均衡合理饮食，注意微量元素以及维生素D的补充。

第一，25～30月龄的宝宝要均衡合理饮食，米类和面食都吃，多吃蔬菜，尤其是绿色蔬菜富含多种维生素，有利于宝宝的成长发育。肉类如鸡肉、牛肉、鱼肉等要均衡食用，除非宝宝对鱼肉过敏可以不吃鱼肉。牛奶与鸡蛋也应每日补充，保证营养。

第二，要注意在宝宝生活中定期检查微量元素以及维生素D的摄入，如有缺乏应积极给予补充。如钙缺乏，可通过口服葡萄糖酸钙口服液或碳酸钙的颗粒补充；锌缺乏，需要补充硫酸锌、葡萄糖酸锌口服液；铁缺乏可以口服硫酸亚铁口服液，同时配合补充维生素C，有利于铁的吸收。可以根据宝宝维生素D浓度的检测情况，在日常生活中注意每天进行两小时以上的日照，这有利于皮肤维生素D的合成。同时，针对维生素D_3，可以适当进行每日400 IU的补充基础量。

四、常见婴幼儿营养相关性疾病——腹泻

腹泻是儿童最常见的消化道疾病之一，也是造成儿童营养不良、生长发育障碍的主要原因之一。以大便次数增多，粪质稀薄或如水样为特征。发病年龄以婴幼儿为主，因6月龄以后开始添加辅食，宝宝常会由于辅食添加情况引发腹泻；以6个月～2岁的宝宝发病率最高，1岁以内约占半数。且一年四季均可发病，夏秋季节发病率较高。

1. 病因

腹泻病因分为感染性和非感染性两类。感染性腹泻主要由病毒、细菌、真菌、寄生虫等引起，以前以细菌感染为主，随着卫生条件改善及城市化进程加快，目前多以病毒感染为主，尤其是轮状病毒感染最为常见。非感染性腹泻常因气候变化、腹部受凉、喂养不当、食物过敏、乳糖酶缺乏及消化功能紊乱等引起。

2. 临床表现

腹泻临床表现为，大便次数较平时明显增多，每日3次以上，严重者达每日10次以上。大便性状改变，呈淡黄色稀糊状或清水样；或夹奶块、不消化物，如蛋花汤状；或黄绿稀溏；或色褐而臭，夹少量黏液。可伴有恶心、呕吐、腹痛、纳减、发热、口渴等症。严重者甚至出现代谢性酸中毒、低钾血症、低钙血症、低镁血症。

3. 腹泻的预防

（1）注意饮食卫生，保持饮食、食品清洁，做好奶具、食具和日常接触物品的消毒，饭前、便后要洗手。严重腹泻伴有呕吐时可禁食，按每日出水量补充水分和电解质，以口服盐水等药物。腹泻期间无呕吐的需补充足够蛋白质，碳水化合物与维生素，适宜进流食或者半流食，可选用小米粥、面条、果汁。忌进食的食物有：菠菜、韭菜、芹菜、豆类、南瓜、牛奶、乳制品等。这些食物可刺激肠道进而加速肠道蠕动，所以不宜食用。

（2）注意气候变化，防止感受外邪，避免腹部受凉。对感染性腹泻患儿做好消毒隔离工作，防止交叉感染。

（3）排便频繁的宝宝，因粪便中含有酸性及消化酶等刺激物质，可使肛门皮肤黏膜受损，引起瘙痒、疼痛、感染，所以便后可用软布清洗擦拭肛门，保持皮肤清洁干燥，勤换尿布，避免发生红臀。

任务二　25～30月龄宝宝的饮食指导

营养均衡是25～30月龄宝宝饮食结构的重要原则，家长要遵循配餐原则，为宝宝准备科学

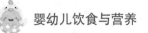

合理的用餐。

一、25～30月龄宝宝的饮食特点

25～30月龄的宝宝，饮食特点应做到荤素平衡、干稀交替，米面和粗粮搭配。一般情况下，在每日三餐之外，还可进食点心两次，晚餐后除水果外不宜再进食，睡前最好不要吃甜食，以保证最佳的睡眠状态，这样也可以预防龋齿的发生。此外，选择食物时要注意营养价值。一般来说，绿叶蔬菜和豆制品的营养价值要比根茎蔬菜的高，杂粮的营养价值要比精粮高。

25～30月龄宝宝的食物要做成孩子易于接受的形式。这个年龄阶段的宝宝，已经有了自己的饮食喜好，比如对于不爱吃蔬菜的宝宝，家长可以把蔬菜和肉混合作馅，做成馄饨、饺子给宝宝吃。

25～30月龄宝宝的饮食要定时定量。家长要培养宝宝养成定时吃饭的习惯，吃饭也应定量，不宜时多时少，否则对宝宝的营养状况和生长发育都会造成不良的影响。值得注意的是，宝宝的生理特点之一就是容易口渴，因此要注意给宝宝多补充水分。宝宝的最佳饮料是温开水，可乐、果汁、乳酸饮料以少饮或不饮为宜。

二、25～30月龄宝宝的配餐原则

1. 遵循符合生长发育的需求的配餐

25～30月龄的宝宝正处于体格和大脑生长发育的高速时期，因此家长要注重让宝宝吃得合理、吃得符合生长发育的需求，否则容易出现各种营养问题，如缺钙、缺铁、缺锌等。两岁半的宝宝，其牙齿的咀嚼能力、胃肠道消化功能逐渐完善，因此家长给他做菜时不必把食物切得太碎太小，肉可以切成薄片、细丝；鱼去刺后切成片或小块；蔬菜可以切成小片、细丝状。

2. 注意良好饮食习惯培养

25～30月龄的宝宝吃饭时常会有挑食、边吃边玩、时多时少等情况。家长应保证宝宝的三餐时间与大人一样，每餐的用餐时间为20～30分钟，时间一过就不要再给他吃了，否则容易养成饮食不规律的不良习惯。

3. 适当量的点心入配餐

到了这一阶段，除了每日三餐之外，还应给宝宝加1～2次的点心。但给宝宝吃点心也要有规律，时间应安排在两餐之间，如每天早上10点左右、下午3点左右，且点心的量不宜过多，否则宝宝会没有胃口吃正餐。

4. 注意含碘丰富的食物的摄入

25～30月龄的宝宝还要适当食用含碘丰富的食物。碘是制造甲状腺素所必需的元素之一，甲状腺素除了调节身体新陈代谢之外，还可促进神经系统功能的发育。一旦宝宝所摄入的碘元素不足，会导致甲状腺激素合成不足，影响神经元分化与发育，使脑细胞的数量减少，脑量降低，影响其智力发育。因此，要适当给宝宝食用含碘丰富的食物，如海带、紫菜等。

三、25～30月龄宝宝的辅食烹调禁忌

25～30月龄的宝宝虽然能吃很多东西，但是有一些食物还是不能吃的，比如：刺比较多、比较小的鱼类，深加工的食品，颜色比较鲜艳的零食，易造成窒息的果冻、整粒坚果、干果、蜜饯等。

此外，宝宝的饮食烹饪要注意食物少盐少油，忌辛辣，少吃油炸、烧烤的食物，尽量以蒸、煮和炖为主。鸡精、味精、花椒等各种调味料尽量不放。注意不要让宝宝养成挑食和偏食的习惯，以保证摄入的营养均衡。尽量每种食物都尝试，只要宝宝没有过敏以及其他不良的反应就行。

蔬菜的纤维比较长，在给宝宝烹饪的时候要切断，尽量避免营养素的损失。淘米时间不宜过长，米不要浸泡，水温不宜过高。清洗蔬菜时应先洗后切，先要浸泡一会儿，便于洗净农药残留物，然后再用清水洗净。炒菜时应急火快炒，烧汤时应煮开后再加菜叶，煮的时间也不能太长。

任务三　25～30月龄宝宝的膳食安排

随着宝宝胃容量的增加和消化能力的完善，每餐的量要适当增多。还要注意多让宝宝接触粗纤维食品，有助于促进肠道的正常蠕动，防止宝宝便秘上火。另外，可以适当给宝宝食用一些深海鱼类，如鲑鱼、鲭鱼、沙丁鱼、秋刀鱼等，因其富含DHA，对宝宝脑部发育有很大帮助。

一、25～30月龄宝宝的餐次和进餐时间安排

25～30月龄的大多数宝宝爱吃饺子、糕点，不怎么爱吃炒菜。宝宝的咀嚼功能还在发育中，炒菜如果切得太长、炒得很生脆，宝宝会难以下咽。应该为宝宝准备容易咀嚼的剁碎的菜。

宝宝的早餐应尽可能包括谷物类、蛋白质类，可搭配的有：面包配牛奶、米粥配鸡蛋、饺子、面条等。

宝宝的午餐应尽可能有干有稀，可搭配的有：海带排骨汤、平菇蛋花汤、烧土豆、炒牛肉丝、清蒸鱼、米饭、水果等。

宝宝的晚餐应尽可能有荤有素，可搭配的有：胡萝卜牛肉汤、清炒蛤蜊、烧黄鱼、虾仁豆腐、蛋包饭、蛋炒饭、营养粥、水果等。

二、25～30月龄宝宝可添加的食物建议

食物建议	食　　材
主　食	米饭，杂粮粥，杂粮饭，面食（面条、面片、包子、饺子、馄饨等）
辅　食	配方奶、白开水、鱼肝油（维生素A：维生素D比例为3∶1）、水果、绿叶蔬菜、瓜果蔬菜、猪牛羊肉、猪肝、羊肝、动物血、豆制品、蒸全蛋、深海鱼类等；点心：自制蛋糕、饼干、蛋饼面、蒸蛋、煮蛋等

三、25～30月龄辅食餐次时间表

餐　　次	时　　间	配方奶、主餐和点心
上　午	7∶00～7∶30	红枣小米粥：小米10克、枣（干）5克 西葫芦鸡蛋饼：西葫芦30克、小麦粉30克、鸡蛋15克 卤猪肝：猪肝（卤煮）20克

续　表

餐　次	时　间	配方奶、主餐和点心
上　午	9：30 ～ 10：00	奶制品：牛奶200毫升 玉米面粥：玉米面（白）10克
	11：30 ～ 12：00	大米饭：粳米（标一）50克 白菜土豆炖肉：马铃薯40克、大白菜40克、猪肉（肥瘦）20克 虾仁冬瓜：虾仁50克、冬瓜40克 地瓜小米粥：小米10克、豆薯（鲜）10克
下　午	15：00 ～ 16：00	奶制品：牛奶200毫升（喝奶半个小时后吃下方点心） 蛋糕片：蛋糕粉（低筋粉）25克、鸡蛋5克 梨：梨50克 苹果：红富士苹果50克
	18：00 ～ 18：30	大米饭：粳米（标一）40克 卤猪心：猪心40克 宫保素三丁：马铃薯60克、彩椒20克、黄瓜（鲜）20克

四、25 ～ 30月龄宝宝的食谱推荐

1

食谱名称　蚝油蒜蓉西蓝花

食材准备　西蓝花200克，蚝油、蒜末适量

推荐摄入量　西蓝花30克

蚝油蒜蓉西蓝花　　肉末西芹炒胡萝卜　　酸甜柠檬红薯

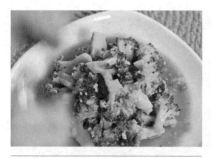

第一步　西蓝花洗净。

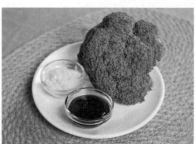

第二步　西蓝花切成小朵。

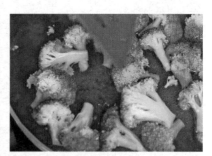

第三步　西蓝花焯水备用。

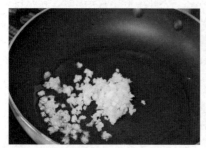

第四步　起锅油凉时，放入蒜末。

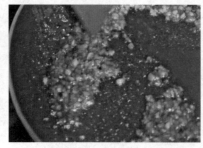

第五步　小火煸到蒜末一半金黄，倒入蚝油快速翻炒均匀。

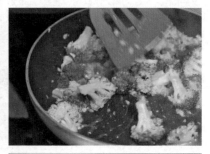

第六步　马上倒入西蓝花，炒熟后起锅装盘。

2 食谱名称　酸甜脆皮豆腐

食材准备　豆腐一块，白糖、番茄酱适量

推荐摄入量　豆腐30克

酸甜脆皮豆腐　　芝麻洋葱拌菠菜　　玉竹山药黄瓜汤

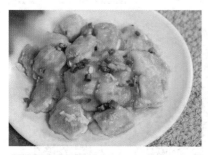

第一步　豆腐洗净切块。

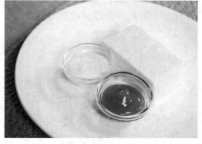

第二步　给豆腐裹上一层生粉。

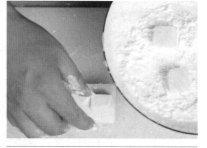

第三步　热锅烧油，放入豆腐煎2分钟至食材熟透，捞出备用。

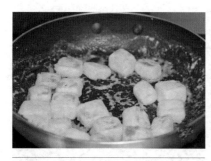

第四步　锅中放油，加入番茄酱、少许水煮沸。

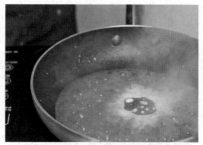

第五步　沸腾时放入白糖拌匀，再放入水淀粉勾薄芡。

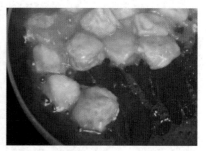

第六步　下入豆腐翻炒均匀，出锅即可。

3 食谱名称　糖醋菠萝藕丁

食材准备　莲藕100克，菠萝肉150克，豌豆30克，枸杞子、蒜末、葱花

推荐摄入量　莲藕20克，菠萝15克，豌豆5克

糖醋菠萝藕丁　　桂花茄饼　　蒜蓉炒盐酥虾

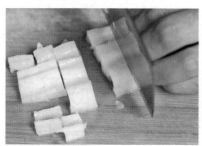

第一步　菠萝肉、莲藕切丁。

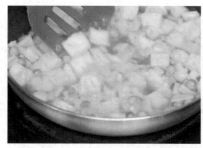

第二步　锅中注水烧开，加入盐、食用油，倒入藕丁、豌豆、菠萝丁煮至断生，捞出沥干水分。

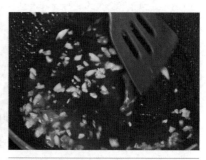

第三步　用油起锅，倒入蒜末爆香，加番茄酱、少许清水拌匀。

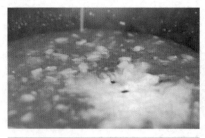

第四步　烧开加入白糖、白醋，再加入水淀粉勾薄芡。

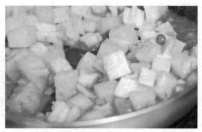

第五步　倒入所有食材翻炒均匀。

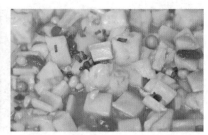

第六步　撒入枸杞翻炒均匀，再撒入葱花翻炒片刻即可。

4 **食谱名称**　香菇烧油豆腐

食材准备　油豆腐250克，香菇5朵，小青菜3棵，蒜末5克，盐1克，蚝油5克，生抽5克，花生油、芝麻油少许

推荐摄入量　香菇10克，油豆腐20克，小青菜10克

香菇烧油豆腐

鳕鱼菜饼

腰花木耳笋片汤

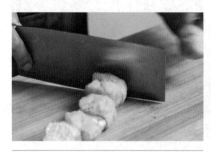

第一步　香菇洗净切块，油豆腐一切为二。

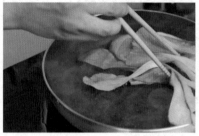

第二步　小青菜洗净，入沸水中焯烫10秒钟捞出。

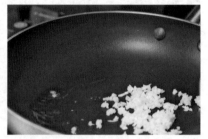

第三步　热锅倒油，爆香蒜末。

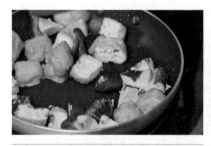

第四步　加入香菇、油豆腐翻炒片刻。

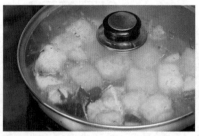

第五步　加入少量清水和生抽略焖一会，让油豆腐入味。

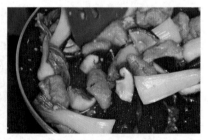

第六步　放入小青菜翻炒均匀，加盐调味。

5 **食谱名称**　鸡汤肉末白菜卷

食材准备　猪肉末100克，香菇2朵，胡萝卜半根，圆白菜叶半片，鸡汤、盐、淀粉适量

推荐摄入量　香菇5克，胡萝卜5克，猪肉10克

鸡汤肉末白菜卷

蒜香虾仁炒黄瓜

牛肉杏鲍菇面

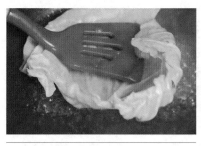

第一步 圆白菜叶洗净，放入沸水中煮软。

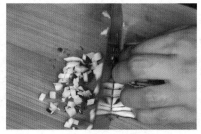

第二步 胡萝卜洗净、去皮切碎，香菇洗净切碎。

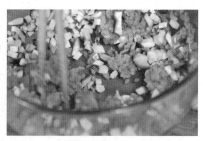

第三步 猪肉末与胡萝卜碎、香菇碎混合后，加入少许盐搅匀成馅备用。

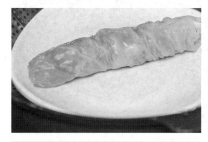

第四步 将馅放在圆白菜叶中间，再将圆白菜卷起，放入蒸锅中蒸熟。

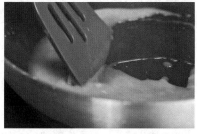

第五步 鸡汤和淀粉混匀在锅中煮开做成芡汁。

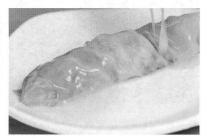

第六步 芡汁浇到蒸熟的圆白菜卷上。

6 食谱名称 平菇豆腐开胃汤

食材准备 平菇片200克，豆腐块180克，姜片、葱花适量

推荐摄入量 平菇20克，嫩豆腐10克

平菇豆腐开胃汤

红烧冰糖鸡翅

葱烧带鱼

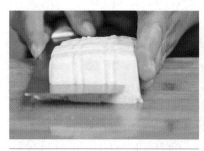

第一步 豆腐洗净切块，平菇洗净、撕小块。

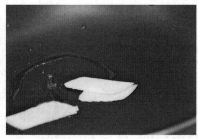

第二步 锅中油烧至六成热，放入姜片翻炒爆香。

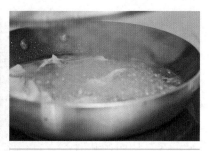

第三步 倒入平菇翻炒均匀，加入适量水，盖上盖煮至沸腾。

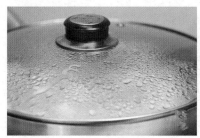

第四步 倒入切好的豆腐拌匀，再盖上盖续煮约5分钟至食材熟透。

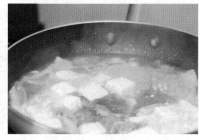

第五步 加入盐、少量生抽拌匀调味。

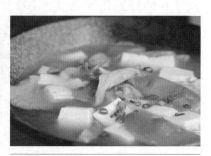

第六步 盛出装入碗中，撒上少许葱花即可食用。

7 食谱名称 腐竹青豆烧魔芋

食材准备 水发腐竹150克，魔芋结200克，青豆50克

推荐摄入量 腐竹10克，魔芋10克，青豆5克

腐竹青豆烧魔芋

彩椒桂圆炒鸡丝

陈皮炒河虾

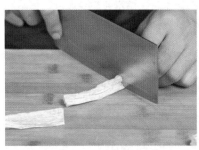

第一步 将洗净的腐竹切段。

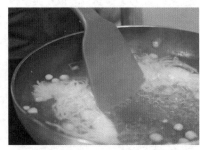

第二步 锅中注水烧开，放入盐、食用油，倒入青豆、魔芋结拌煮至其六成熟，捞出沥水待用。

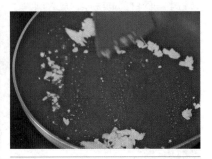

第三步 用油起锅，放入姜片、蒜末、葱段爆香。

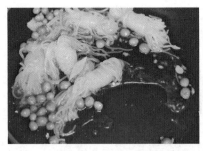

第四步 倒入焯过水的青豆和魔芋结，注入水烧开。

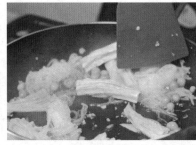

第五步 放入腐竹，加盐、生抽调味，用中火煮至食材熟透。

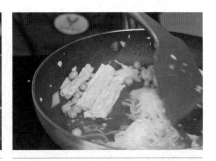

第六步 倒入水淀粉，转大火收汁至食材入味，装入盘中。

五、过敏宝宝特殊食物预警

对于尚处在幼儿期的宝宝，不应进食过多水果，每天以100～200克水果为宜，相当于一个中等大小的橘子或半个大苹果。水果中的主要成分是果糖，果糖摄入太多可造成宝宝的身体缺乏铜元素，从而影响骨骼发育。水果中含钾、钠、钙、镁等碱性元素，能中和肉食中的酸性成分对新陈代谢的影响，一旦摄入过多，会破坏宝宝体内酸碱平衡，致腹泻、呕吐等。

锌的缺乏在幼儿中并不少见，缺锌可表现为个子矮、体重低、胃口小等，严重者还可导致贫血、异食癖等。禽蛋、鱼、肉、大豆等都是含锌较高的食物，可根据宝宝的情况，多给宝宝喂食此类食物。

随着宝宝逐渐长大，接触的食物也越来越多，但是有些食物还是不能给宝宝吃，如花生米、煮豆、脆饼干等。这是由于宝宝的乳磨牙长得较晚，即使有些宝宝乳磨牙长出来，也要过一段时间才能用力咀嚼花生米等硬的食物，这会引发食物误入气管。

宝宝25～30个月以后，通常可以与家人吃一样的食物了，因此要注意盐的摄入量，一般理想情况下，每人每天盐的摄入量应在8～10克。摄入太多的盐不利于宝宝健康，建议可以把全家的餐食制作成少盐的口味，让宝宝从婴幼儿时期就习惯少盐口味。

小 结

25～30月龄的宝宝一般20颗乳牙已经长齐了，相比小的时候，咀嚼能力和消化能力都增强了很多。这个年龄的宝宝主食以米饭为主，但是在副食的选择上，为了保证营养均衡，应该适当给他们补充鱼类以及各种肉蛋类的食物。饮食种类和制作方法应不断向成人靠近，辅食原则是利于消化、营养均衡。食物要尽量做软一些，油炸类的食物不要给宝宝吃。

思考与练习

一、选择题

（一）单项选择题

1. 25～30月龄的宝宝每日进食碳水化合物占总热量的（   ）。

　A. 20%　　　　　B. 40%　　　　　C. 50%　　　　　D. 70%

2. 25～30月龄的宝宝每日维生素A的供给量为（   ）微克。

　A. 100　　　　　B. 200　　　　　C. 300　　　　　D. 400

3. 25～30月龄的宝宝每日进食牛奶（   ）毫升。

　A. 100～200　　B. 200～300　　C. 300～500　　D. 600以上

4. 25～30月龄的宝宝每日维生素D的供给量为（   ）微克。

　A. 5　　　　　　B. 10　　　　　C. 15　　　　　D. 20

5. 25～30月龄的宝宝每日进食水果和蔬菜的总量为（   ）克。

　A. 50～100　　　B. 100～150　　C. 150～200　　D. 250～500

（二）多项选择题

1. 25～30月龄的宝宝主食选择以（   ）为主。

　A. 较软的米饭　　B. 馒头　　　　C. 馄饨　　　　D. 包子

2. 25～30月龄的宝宝可以进食的食材有（   ）。

　A. 肉类　　　　　B. 鱼类　　　　C. 蛋类　　　　D. 豆制品

3. 25～30月龄宝宝辅食添加原则为（   ）。

　A. 适量添加营养副食　　　　　　B. 坚持少食多餐，营养丰富添加

　C. 坚持多量摄取动植物蛋白　　　D. 按需进补原则

4. 引起感染性腹泻主要原因是（   ）。

　A. 病毒　　　　　B. 细菌　　　　C. 真菌　　　　D. 寄生虫

5. 引起非感染性腹泻主要原因是（   ）。

　A. 喂养不当　　　B. 食物过敏　　C. 乳糖酶缺乏　　D. 消化功能紊乱

二、判断题

1. 25～30月龄宝宝肉类食材中只需要进食牛肉即可。（   ）

2. 25～30月龄宝宝不用再补充维生素D了。（   ）

3. 25～30月龄的宝宝，其饮食特点应做到荤素平衡、干稀交替、米面和粗粮搭配。（   ）

4. 25～30月龄的宝宝在每日三餐之外，还可进食点心两次。（   ）

5. 25～30月龄的宝宝晚餐后除水果外不宜再进食，睡前最好不要吃甜食，以保证最佳的睡眠状态。（   ）

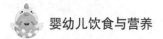

三、简答题

1. 试述25～30月龄宝宝的饮食特点。

2. 试述25～30月龄宝宝辅食的烹调禁忌。

四、实训任务

　　航航宝宝已经30个月了，像个大宝宝一样，每天和大人的进餐时间同步。最近航航妈妈有些烦恼，她发现航航每天都能把主食吃得很干净，就是不愿意吃盘子里的菜。

　　（1）你能帮助航航妈妈找出航航不愿意吃菜的原因吗？

　　（2）请为航航妈妈提供一些有利于宝宝健康的营养建议。

模块十一
31～36月龄宝宝的饮食与营养

>> 模块导读

　　31～36月龄宝宝处于快速成长期，饮食要健康，营养要均衡。这个阶段可以开展一些食育活动，帮助宝宝接受一些有营养、但自己不喜好的食物，增进亲子关系，培养良好进食行为和饮食习惯，启蒙中华饮食文化。

　　本模块详细介绍了31～36月龄宝宝的，营养需求、营养特点、原则、饮食特点、膳食种类，为家长科学喂养宝宝，帮助宝宝入托、入园打好基础。

>> 学习目标

1. 了解31～36月龄宝宝的营养需求和饮食特点。
2. 能够合理地安排31～36月龄宝宝的营养膳食。
3. 有效指导31～36月龄宝宝的饮食，养成良好的饮食卫生习惯。

>> 内容结构

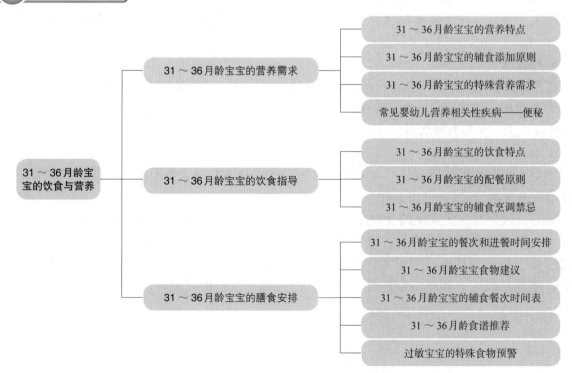

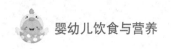

任务一 31～36月龄宝宝的营养需求

该月龄段的宝宝处于快速生长发育的时期，家长要结合宝宝的营养特点，为宝宝准备营养充足的膳食，以保证宝宝生长发育的需要。

一、31～36月龄宝宝的营养特点

充足而全面的营养是保证31～36月龄宝宝健康成长的物质基础，为了维持宝宝的正常生理功能和满足生长发育的需要，每日必须供给宝宝六种人体不可缺少的营养素。

1. 蛋白质

蛋白质是构成人体细胞和组织的基本成分，每日供给量应为35～40克。主要来源为肉、蛋、鱼、豆类及各种谷物类。

2. 脂肪

脂肪的作用是提供热量，调节体温，保护神经及体内器官，促进维生素吸收，每日供给量应为30～40克。主要来源为动植物油、乳类、蛋黄、肉类和鱼类。

3. 碳水化合物

碳水化合物是提供人体活动和生长发育所需热能的主要来源，每日摄入量应为140～170克。食物中的谷类、豆类、食糖、蔬菜、水果都可提供碳水化合物。

4. 矿物质

宝宝所需的矿物质包括钙、铁、锌、碘等。钙是宝宝骨骼和牙齿生长的主要原料，每日应保证供给600毫克。钙质在奶类、蛋类、鱼类、豆类及蔬菜中含量较高。铁是人体造血的主要原料，每日应保证供给10毫克左右。主要应从动物肝脏、蛋黄、瘦肉、绿叶菜及豆类中摄取。锌可以增进食欲，促进宝宝生长发育，在动物内脏、花生、香蕉及豆类中含量较高，每日应摄取10毫克。碘也是宝宝生长发育必需的一种非常重要的营养素，它与宝宝智能发展和体格发育密切相关，每日应保证摄取70微克。碘在各类海产品中含量极为丰富，食用碘盐也是补碘的好办法。

5. 维生素

维生素的作用是维持人体正常的生理功能和生长发育。其中最为重要的是维生素A、维生素B_1、维生素B_2、维生素C、维生素D，主要来源是蔬菜、水果、肉、蛋、豆、奶及粗粮。1～3岁宝宝维生素D的每日摄取量应为400 IU。

6. 水

水是人体最主要的成分之一，维持体内新陈代谢和体温调节等，这一阶段的宝宝每日每千克体重应补充水分125～150毫升。

此外，过早给宝宝太硬的食物会影响到宝宝的咀嚼习惯，由于太硬的食物超过了宝宝的咀嚼能力，致使宝宝不咀嚼食物，直接就咽了下去，时间久了会让宝宝不爱咀嚼食物。有些时候宝宝由于迫不及待地往嘴里塞食物，不怎么咀嚼就下咽，因此需要父母耐心地教宝宝咀嚼食物，不能急躁。在喂食宝宝的时候，刻意拉长两口饭菜的间隔时间，让宝宝有充足的咀嚼时间。

二、31～36月龄宝宝的辅食添加原则

1. 将食物合理安排到各餐中去

31～36月龄的宝宝各餐占总热量的比例一般为早餐占25%～30%，午餐占40%，午点占10%～15%，晚餐占20%～30%。为了满足宝宝上午活动所需热能及营养，早餐除主食外，还可以加乳类、蛋类和豆制品、青菜、肉类等食物，午餐进食量应高于其他各餐。宝宝身体对蛋白质的需求量也很大，需要多补充些蛋白质。

宝宝的胃容量比成年人小，但他们对营养的需求量却比成年人多，因此，每天进餐次数不能像大人那样以一日三餐为标准，应该次数多一些。

2. 坚持以天然、清淡的添加原则

给宝宝准备的食物不能根据成人口味的喜好来做，要以天然、清淡为原则。添加过多的盐和糖会增加宝宝肾脏的负担，损害其功能；添加调味品、味素及人工色素等尤为不宜，这样会影响宝宝的健康。

给宝宝烹调食物时，不仅注意食物要适合宝宝的消化功能，即细、软、烂、嫩，还应注意干稀、甜咸、荤素之间合理搭配，以保证能为宝宝提供均衡的营养。此外，还要注意食物的色、香、味，以提高宝宝的食欲。

三、31～36月龄宝宝的特殊营养需求

31～36月龄的宝宝要注意避免铁和锌的缺乏，但是缺铁及缺锌要根据缺乏的程度在医生指导下补充。食补也是不错的方式，比如缺铁的宝宝可以多吃一些瘦猪肉、瘦牛肉和鸡肝、鸭肝，以及蘑菇等食物；缺锌的宝宝可以多吃一些贝类、鱼类、坚果如开心果、大杏仁、食用菌等。

宝宝生活中易受到铅中毒的威胁，如汽车尾气、报纸、油漆、水源、灰尘等。而膳食中如果营养不均衡，缺乏铁、锌、维生素C、蛋白质等，都会增加铅的吸收，减少铅从体内的排出。因此合理均衡的膳食，如摄入足够的铁、锌、维生素C、蛋白质等，保持良好的营养状况，都能抵抗铅对机体的威胁。

31～36月龄的宝宝容易偏食导致营养缺乏，进而引发各种健康问题。应科学纠正宝宝的偏食行为，并且进行针对性的营养补充，双管齐下。常见的干预宝宝偏食的方法有：让宝宝定点、定时、定量吃饭，尽量少吃零食和甜食，改进烹调方法、提高儿童食欲，鼓励宝宝自己进食，等等。

四、常见婴幼儿营养相关性疾病——便秘

便秘是婴幼儿最常见的另一个消化系统疾病，指宝宝的大便又干又硬，且排便隔的时间比较久，甚至有时候会出现排便困难的情况。常常表现为大便秘结不通，排便次数减少或大便努挣难解，可单独存在，也可继发于其他疾病的过程中，且一年四季均可发病。

1. 病因

引发宝宝便秘的原因很多。

（1）食物的成分不适合宝宝的消化系统：便秘与食物的成分关系密切，如食物中蛋白质含量过多而糖类不足，使肠发酵相对减少影响发酵，使得大便呈碱性，干燥导致便秘。食物如奶粉中含大量的酪蛋白，使得粪便中含大量不能溶解的钙皂致粪便增多，容易便秘，也就是我们经常会

遇到的"上火"。

（2）长期饮食不足：婴幼儿吃的东西太少时，经胃肠道消化后，由于液体吸收得少，大便就会减少、干燥。长期饮食不足，易导致宝宝营养不良，引起婴幼儿肠肌和腹肌张力降低，继而引起收缩力减弱，加重便秘的程度。

（3）宝宝生活不规律，没有养成按时排便的习惯，缺乏必要的排便条件反射也会引发便秘。

2. 便秘的临床表现

（1）宝宝排便次数逐渐减少。宝宝的大便次数并非是统一的，一般纯母乳喂养的宝宝，大便次数会比较多。特别是新生儿，每天排便可达到2～5次，随着年龄增长，维持在每天1～2次为正常。但是牛奶或者是其他代乳品喂养的宝宝，有的2～3天排一次，有的每天都会大便。只要大便的量是正常的，也没有其他不适感，不超过72小时大便都不属于便秘情况。

（2）粪便坚硬，正常母乳喂养的宝宝粪便多为膏状，并带有少许的颗粒，少数为稀薄便，牛奶和奶粉喂养的宝宝大便比较干稠，有时混杂有白色的凝块。当宝宝出现便秘的时候，粪便呈块状而且干燥坚硬。

（3）出现排便困难、大便干燥、直肠蠕动降低这些现象，粪便在肠道内形成硬块，排出时可能会擦伤肠黏膜，引起出血，在宝宝的大便表面出现少量血液，宝宝因为排便疼痛而哭闹，另外硬块会不断地扩张直肠，肠液绕过硬块流出体外，从而在宝宝的尿裤上出现糊状的粪液。

（4）宝宝会出现明显的烦躁，容易哭闹，同时伴有食欲不振，而这些情况在宝宝排便后消失，也可表现为宝宝便秘。

3. 便秘的预防

（1）训练宝宝定时排便。

婴儿从3～4个月起就可以训练其定时排便。因进食后肠蠕动加快，常会出现便意，故一般宜选择在进食后让宝宝训练排便，建立起大便的条件反射，养成定时排便的习惯，预防宝宝便秘。

（2）调节宝宝的饮食。

如果是母乳喂养的宝宝，由于母乳量不足所致的便秘，常有体重不增、食后啼哭等症状出现。对于这种便秘，只要增加乳量，便秘的症状随即缓解；若是奶粉喂养的婴儿更易发生便秘，这多半是因牛奶中酪蛋白含量过多，因而使大便干燥坚硬。这种情况可减少奶量，增加糖量。对于6个月左右开始添加辅食的宝宝，可适当增加辅食，最好将菠菜、卷心菜、青菜、荠菜等切碎，放入米粥内同煮，做成各种美味的菜粥给宝宝吃。1岁以上的宝宝可以适当添加粗粮，有助于缓解便秘。土豆、南瓜、西蓝花、菜心以及梨、杏、蓝莓等都属于富含纤维素的食物，宝宝要适当多吃。

（3）足够的活动量和腹部按摩。

多带宝宝做做运动。比如，简单的爬、走，都有助于宝宝肠道蠕动，帮助排便。还可以给宝宝按摩腹部。手法为双手搓热，以宝贝肚脐为中心，顺时针抚摸，促进宝贝的肠道蠕动。适量多喝水可以促进肠道蠕动，不要到了渴的时候才喝，也不要用果汁代替白开水。

任务二　31～36月龄宝宝的饮食指导

该月龄段宝宝在饮食结构上需要更加全面，以保证足够营养素的摄取，同时要关注宝宝良好饮食习惯的养成。

一、31～36月龄宝宝的饮食特点

31～36月龄宝宝的主食中粗粮正式进入宝宝的餐谱，所以在宝宝的饮食搭配中要注意粗细比例，可以引入薯类、麦片、小米、黑米等搭配大米一起煮。但宝宝胃容量小，所以在三餐之外，仍然需要在上午和下午分别加一餐点心。

饮食搭配上蔬菜应与动物性食品配菜，营养会更全面。风味独特、色彩鲜艳的食物，容易调动宝宝的食欲。各色蔬菜与鲜豆类或豆制品合烹，口味鲜美，色彩美观，能够吸引宝宝的注意，提高宝宝的食欲。

营养元素上脂肪摄入不能多但也不能太少，脂肪可以提供热量，调节体温，保护人体神经及器官，促进维生素吸收，每日可以供给30～40克。主要来源于动植物油、乳类、蛋黄、肉类和鱼类。

二、31～36月龄宝宝的配餐原则

1. 坚持食物合理搭配，饭菜多样化的配餐原则

31～36月龄的宝宝不一定能从固体食物中摄取到足够的蛋白质，饮食上还应该注意摄取奶类，每天大约需要给宝宝提供奶类500毫升。宝宝身体生长发育仍然需要多种营养素，要保证足够营养素的摄取，必须给宝宝提供多种多样的食物。因此，给宝宝的食物搭配要合理，饭菜要多样化。

随着年龄的增长，宝宝的牙齿逐渐出齐了，但他们肠胃消化能力还相对较弱，因此，食物制作上一定要注意软、烂、碎，以适应宝宝的消化能力。

2. 注意主、副食的热量比例进行添加

31～36月龄的宝宝平均每日需要1 100～1 300千卡的能量，生长速度不同的孩子需要的能量也会不同。宝宝一日饮食中主副食的量为：主食100～200克，豆制品15～25克，肉、蛋50～75克，蔬菜100～150克，牛奶250～500毫升，水果适量。

3. 坚持培养宝宝的良好饮食习惯

31～36月龄宝宝的饮食偏好逐渐固定下来了，他们往往不喜欢食物变换花样，习惯吃已经熟悉了的食物，比如每天不厌其烦地吃蛋羹、面条、菜粥，拒绝接受没吃过的食物。因此，尽量在3岁以前注意让宝宝多接触各种的食物，以免养成挑食、偏食的坏习惯。

31～36月龄的宝宝喜欢把菜、饭混在一起吃，不用强求他们像之前那样饭菜分开吃。他们会特别喜欢吃包子、饺子等带馅的食物，这类食物的好处是，主食与菜、肉可以一起吃，而且在外形和口味上有多种变化，容易翻新，让宝宝常吃而不腻。炒菜和炖菜、凉拌菜可以搭配着吃，让宝宝习惯不同烹调方式做出的菜。午餐应荤素搭配，加餐的水果种类要经常变化，一次给宝宝的量不要太多，避免吃厌或吃撑。

三、31～36月龄宝宝的辅食烹调禁忌

31～36月龄的宝宝完全可以食用水果、蔬菜和瘦肉，他们的消化系统也有足够的能力消化吸收这些食物。但是这个时候的宝宝还是需要注意控制饮食，不能吃太过于辛辣燥火的食物，不能喝有酒精含量的饮料也不能食用补品。

由于宝宝的胃还处于发育阶段，咀嚼能力并不强，饮食上也要尽量避免吃硬的食物。如果

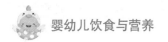

食物嚼不烂直接吃进胃里，对胃的伤害很大，所以这个阶段的宝宝饮食烹饪也还是以软、方便咀嚼为主。此外，过多、油腻的食物不推荐给宝宝食用，因为过多的油脂食物会加重宝宝的肠胃负担，导致腹泻，伤害宝宝肠胃。

不建议给宝宝烹饪过咸过甜的食物，宝宝的肾脏还处在发育阶段，吃太咸的食物会对肾脏造成伤害，建议给宝宝清淡饮食。过于甜腻的食物也不建议给宝宝食用，否则宝宝会蛀牙，还会影响牙齿美观。

任务三　31～36月龄宝宝的膳食安排

31～36月龄的宝宝需要食用维生素含量高的蔬菜，保证饮食均衡健康。日常饮食注意荤素搭配，保证钙元素和其他营养物质的摄入，帮助宝宝骨骼成长。

此时的宝宝基本可以和大人的饮食一致了，但是有一些物质也是要进行额外补充的。为了维持宝宝的正常生理功能，满足生长发育的需要，宝宝需要常吃奶制品、鱼虾、黑芝麻、花生、豆类和豆制品、海带、木耳及深绿色蔬菜等营养丰富的食物，此外饮食中还要包含维生素D，柑橘就是维生素D的良好来源，可以适当地给宝宝吃。

一、31～36月龄宝宝的餐次和进餐时间安排

31～36月龄的宝宝每天需摄入谷类150～180克，如各类米、面等粗细粮食品；豆制品类每日需摄入25～50克，如豆腐、豆豉等；蛋类每日摄入量应为40克，可以是鸡蛋、鸭蛋等；肉类每日需要量为40～50克，包括猪肉、鱼肉、鸡肉及动物内脏等；宝宝在这个时期应多吃一些蔬菜，每日摄入量应为150～250克，其中绿叶菜应占一半以上；水果应吃50～100克，根据季节选用不同品种，注意有些易上火的水果应控制宝宝食用，如荔枝、龙眼、橘子等。

另外，这一时期还应保证宝宝每天吃到奶类250～500毫升，如果宝宝牛奶喝得少了，也可以用豆奶、豆浆、酸奶等补充。这只是提供一个宝宝每天所需食物的参考量，不必完全拘泥于此，只要宝宝平均每天的食物摄入量不要过少或过多即可，因为每个宝宝的生长发育水平不同，食物的需求量也会有所不同。

二、31～36月龄宝宝食物建议

食物建议	食　　材
主　食	米饭，杂粮粥，杂粮饭，面食（面条、面片、包子、饺子、馄饨等）
辅　食	配方奶、白开水、鱼肝油（维生素A、维生素D比例为3:1）、水果、绿叶蔬菜、瓜果蔬菜、猪牛羊肉、猪肝、羊肝、动物血、豆制品、蒸全蛋、深海鱼类等； 点心：自制蛋糕、饼干、蛋饼面、蒸蛋、煮蛋等

三、31～36月龄宝宝的辅食餐次时间表

餐　次	时　间	配方奶、主餐和点心
上　午	7:00～7:30	豆沙包：小麦粉30克、红豆沙20克 玉米火腿粒胡萝卜：火腿肉30克、胡萝卜20克、玉米10克 鸡蛋南瓜疙瘩汤：南瓜25克、小麦粉10克、鸡蛋10克
	9:30～10:00	奶制品：牛奶200毫升
	11:30～12:00	紫米馒头：小麦粉45克/黑米5克 蔬菜鱼丸：[花纹舌头，舌头鱼，龙利鱼]60克、油菜40克 大白菜炖粉皮：大白菜70克或粉皮5克 荷叶粥：粳米10克、枣5克、北风菌1克
下　午	15:00～16:00	奶制品：牛奶200毫升（喝奶半个小时后吃下方点心） 蛋黄饼：饼干25克 苹果：苹果50克 蜜橘：蜜橘50克
	18:00～18:30	大米饭：粳米40克　卤猪心：猪心40克 宫保素三丁：马铃薯60克、彩椒20克、黄瓜20克 玉米面粥：玉米面（白）10克

四、31～36月龄食谱推荐

1　**食谱名称**　鸡蛋炒土豆泥

　食材准备　土豆1个、培根50克、黄瓜1根、西红柿1个、白煮蛋1个

　　推荐摄入量　土豆20克，鸡蛋30克

鸡蛋炒土豆泥

西红柿炒山药

手撕茄子

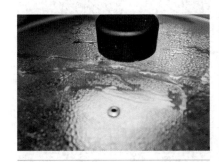
第一步　土豆去皮切厚片，蒸锅烧开，放入土豆片蒸约20分钟至软。

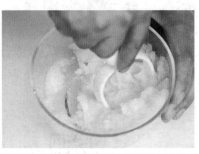
第二步　取出放凉后捣碎成泥状。

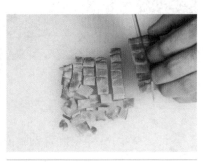
第三步　培根切丁，黄瓜、去皮西红柿分别切小块。

婴幼儿饮食与营养

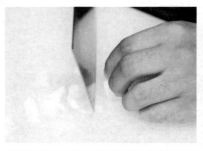 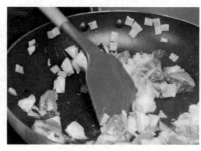 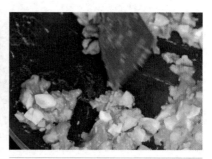

第四步 煮熟的鸡蛋取蛋白，切小块备用。 第五步 起锅烧油，倒入培根、黄瓜、西红柿、土豆泥炒匀。 第六步 加入蛋白炒匀，加盐炒透即可。

2 食谱名称 海米西葫芦
食材准备 西葫芦500克，彩椒50克，海米20克
推荐摄入量 西葫芦20克，彩椒5克，海米5克

海米西葫芦　　蒸肉丸子　　豌豆炒牛肉粒

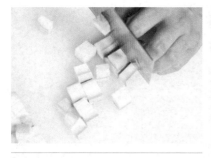 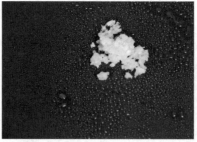 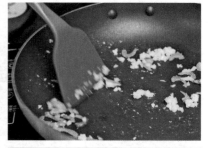

第一步 西葫芦、彩椒洗净切丁。 第二步 起锅烧油，倒入蒜末爆香。 第三步 再倒入海米翻炒。

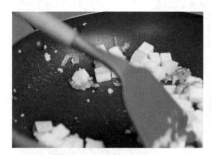 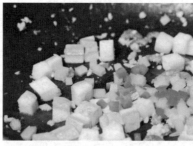 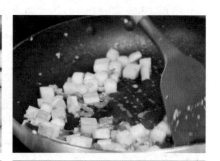

第四步 倒入西葫芦炒至断生。 第五步 放入彩椒翻炒。 第六步 放入盐，翻炒均匀。

3 食谱名称 椰香西蓝花
食材准备 西蓝花200克，香肠50克，牛奶200克，椰浆50克，姜片、葱段适量
推荐摄入量 西蓝花15克，牛奶50毫升

椰香西蓝花　　黄豆芽鸭血汤　　虾仁炒豆角

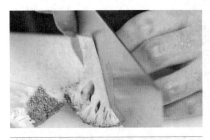

第一步　西蓝花洗净切小朵，香肠切片。

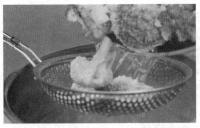

第二步　锅中烧水，倒入西蓝花煮至断生后捞出。

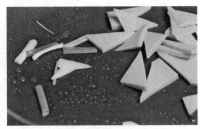

第三步　起锅烧油，放入姜片和葱段大火爆香，放入香肠炒香。

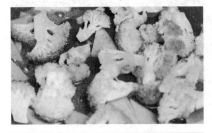

第四步　倒入适量清水煮开，放入西蓝花炒匀。

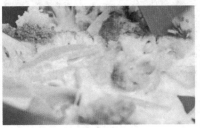

第五步　倒入牛奶、椰浆，开中火煮片刻。

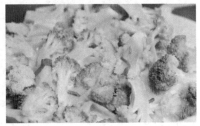

第六步　加盐调味，倒入水淀粉勾芡，翻炒均匀。

4　食谱名称　酱爆猪肝

食材准备　猪肝300克，彩椒50克，姜片、蒜末、甜面酱、葱白适量

推荐摄入量　彩椒5克，猪肝25克

酱爆猪肝
制作视频

糙米桂圆甜粥
其他食谱视频

椒盐银鱼
其他食谱视频

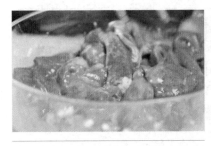

第一步　将猪肝在清水中浸泡一小时后洗净切薄片，加盐、生抽、料酒、水淀粉拌匀腌制入味。

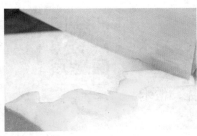

第二步　彩椒洗净去籽后切菱形片。

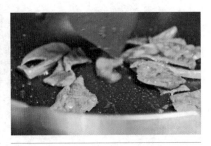

第三步　锅中倒油，倒入猪肝翻炒至熟软后盛出备用。

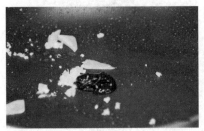

第四步　另起锅烧油，倒入姜蒜，加少许甜面酱，炒匀爆香。

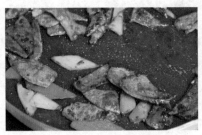

第五步　倒入猪肝、彩椒翻炒均匀，再加入盐、老抽炒匀。

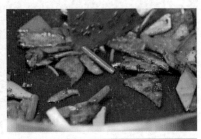

第六步　淋入芝麻油，放葱白炒匀即可。

5 食谱名称　小土豆焖香菇

食材准备　土豆70克，香菇60克，姜蒜葱少许

推荐摄入量　土豆20克，香菇10克

小土豆焖香菇　　　　豌豆瘦肉汤　　　　芒果梨丝沙拉

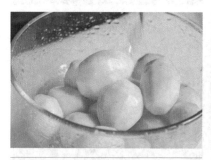

第一步　小土豆去皮洗净，洗净的香菇切成小块。

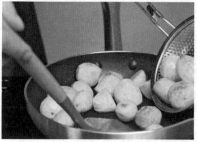

第二步　起锅倒油，将土豆入油锅煎至金黄色，捞出沥干油。

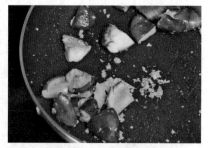

第三步　锅中留底油，倒入姜片、蒜末爆香，放入香菇炒匀。

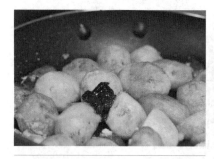

第四步　再倒入炸好的土豆丁，加入适量豆瓣酱、生抽、盐炒匀调味。

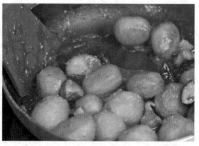

第五步　注入清水焖至食材入味，转大火收汁。

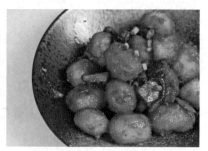

第六步　盛出撒上葱花。

6 食谱名称　糙米胡萝卜糕

食材准备　胡萝卜250克，糙米300克，糯米粉20克，清水适量

推荐摄入量　胡萝卜5克，糙米20克

糙米胡萝卜糕　　　　酸脆鸡柳　　　　香煎黄花鱼

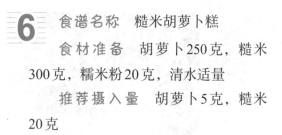

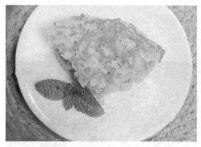

第一步　胡萝卜去皮洗净。

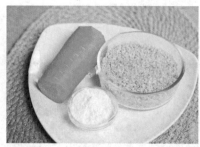

第二步　胡萝卜切丝，放入碗中。

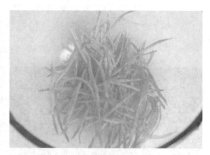

第三步　加入泡好的糙米、糯米粉、适量清水，将食材拌匀。

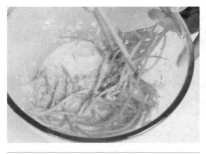

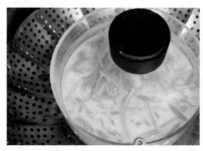

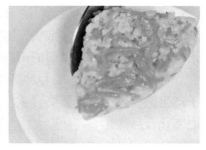

第四步　蒸锅加水烧开，放入拌好的食材。

第五步　蒸锅加水烧开，放入拌好的食材，用大火蒸30分钟至熟透后取出放凉。

第六步　将糕点切成数块三角形，摆盘即可。

7　食谱名称　樱桃苹果煎饼

食材准备　樱桃60克，苹果90克，鸡蛋1个，玉米粉、面粉各60克

推荐摄入量　苹果10克，鸡蛋30克，樱桃10克

樱桃苹果煎饼　　　　芦笋炒莲藕　　　　雪里蕻炖豆腐

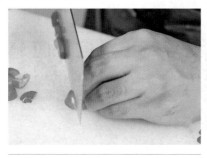

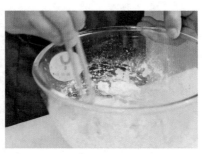

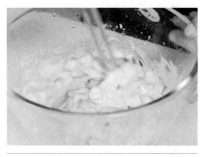

第一步　樱桃洗净切碎，苹果切成小块。

第二步　鸡蛋打入碗中，倒入面粉和玉米粉，加少量清水继续搅拌。

第三步　再放入切好的水果搅拌均匀。

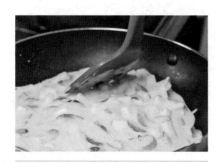

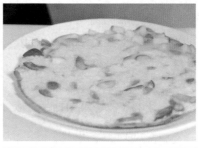

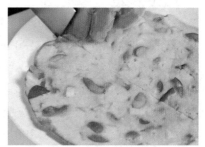

第四步　煎锅中加橄榄油烧热，倒入拌好的水果面糊摊成饼状，用小火煎至成型。

第五步　翻面煎至焦黄色后取出。

第六步　切成小块，摆盘。

五、过敏宝宝的特殊食物预警

31～36月龄的宝宝不能吃辛辣的食物。尽管宝宝对口味比较重的东西感兴趣，很多儿童零食也是辛辣口味的。但是宝宝的肠胃黏膜很脆弱，吃辛辣的东西容易引起宝宝腹泻，所以家长尽量不要给宝宝吃辛辣口味的食物。

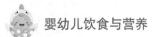

蜂蜜也不适合宝宝食用。以前人们都认为蜂蜜比较有营养，所以经常会给宝宝喝蜂蜜水。其实蜂蜜并不适合给宝宝喝，因为蜂蜜并不是无菌的，里面有很多细菌群。如果宝宝经常喝蜂蜜水，可能会因为蜂蜜里面的菌群而导致肠道菌群紊乱。

膨化食品应少吃。儿童零食里面有相当多的膨化食品，膨化食品的营养价值很低容易使孩子产生饱腹感，从而影响食欲。另外，膨化食品还容易导致宝宝肥胖，所以家长要尽量少给宝宝吃膨化食品。

》小　结

可以根据31～36月龄段宝宝的饮食需求，科学合理安排适宜的进餐。家长要注意给宝宝补充足够的营养，包括脂肪、蛋白质、碳水化合物、矿物质、维生素以及水分这六大人体必需营养素。

从饮食上可以补充含有脂肪的食物：鸡蛋、松子等；含有蛋白质的食物：牛肉、羊肉等；含有碳水化合物的食物：香蕉、小麦等；含有矿物质的食物：黑木耳、玉米等；含有维生素的食物有胡萝卜、黄瓜等。

平时可以换着花样给孩子吃各种蔬菜水果以及肉类，能够最大限度地提供多种类的营养。另外，在日常生活中可以适当补充水分。让宝宝适当增加体育锻炼，以加速身体成长，保持身体健康。

》思考与练习

一、选择题

（一）单项选择题

1. 31～36月龄的宝宝每日进食蛋白质供给量为（　　　）克。

    A. 35～40　　　　　B. 40～45　　　　　C. 45～50　　　　　D. 50～55

2. 31～36月龄的宝宝每日进食脂肪供给量为（　　　）克。

    A. 10～20　　　　　B. 20～30　　　　　C. 30～40　　　　　D. 40～50

3. 31～36月龄的宝宝每日进食碳水化合物供给量为（　　　）克。

    A. 140～170　　　　B. 180～200　　　　C. 200～250　　　　D. 300以上

4. 31～36月龄的宝宝每日钙的供给量为（　　　）毫克。

    A. 200　　　　　　B. 300　　　　　　C. 500　　　　　　D. 600

5. 31～36月龄的宝宝每日应摄取维生素D（　　　）IU。

    A. 100　　　　　　B. 200　　　　　　C. 300　　　　　　D. 400

（二）多项选择题

1. 31～36月龄的宝宝每日进食蛋白质的主要食物来源为（　　　）。

    A. 白菜　　　　　　B. 蛋　　　　　　C. 鱼　　　　　　D. 豆类及各种谷物类

2. 31～36月龄的宝宝每日进食脂肪的主要食物来源为（　　　）。

    A. 动植物油　　　　B. 乳类　　　　　C. 蛋黄　　　　　D. 肉类和鱼类

3. 31～36月龄的宝宝每日进食碳水化合物的主要食物来源为（　　　）。

    A. 谷类　　　　　　B. 豆类　　　　　C. 蔬菜　　　　　D. 水果

4. 31～36月龄的宝宝每日进食钙的主要食物来源为（　　　）。

    A. 虾皮　　　　　　B. 鸡蛋　　　　　C. 橘子　　　　　D. 豆类及蔬菜

5. 31～36月龄的宝宝每日维生素的主要食物来源为（　　　）。

    A. 蔬菜   B. 水果   C. 肉、蛋、豆   D. 奶及粗粮

二、判断题

1. 可以为31～36月龄宝宝提供较硬的食物。   （　　　）

2. 31～36月龄宝宝每天进餐次数不能像大人那样以一日三餐为标准，应该进餐次数多一些。

    （　　　）

3. 给宝宝准备的食物不能根据大人口味的喜好来做，而要以天然、清淡为原则。   （　　　）

4. 给宝宝烹调食物时，不仅要适合宝宝的消化功能，即细、软、烂、嫩，还应注意干稀、甜咸、荤素之间的合理搭配。   （　　　）

5. 31～36月龄的宝宝要注意铁和锌的缺乏，但是缺铁及缺锌要根据缺乏的程度在医生指导下进行补充，也可以进行食补。   （　　　）

三、简答题

1. 试述31～36月龄宝宝的饮食特点。
2. 试述31～36月龄宝宝辅食的烹调禁忌。

四、实训任务

    团团宝宝已经33个月了，奶奶带宝宝在外面玩的时候听说，给宝宝吃一点坚硬的食物有利于宝宝的咀嚼能力发育，所以回到家就给宝宝准备了坚硬的食物，被团团妈妈给制止了。

    （1）团团奶奶的做法正确吗？
    （2）你能为团团奶奶提供一些建议吗？

参考文献

1. 王卫平，孙锟，常立文.儿科学[M].北京：人民卫生出版社，2018.

2. 马融.中医儿科学[M].北京：中国中医药出版社，2016.

3. 中华人民共和国卫生部.中国0～6岁儿童营养发展报告（2012）[R/OL]. (2012-06-01)[2022-09-22]. https://www.chinanutri.cn/yyjkzxpt/yyjkkpzx/xcclk/xinxi/201501/t20150115_109818.html.

4. 中共中央国务院.健康中国2030规划纲要[R/OL]. (2016-10-25)[2022-09-22]. http://www.gov.cn/zhengce/ 2016-10/25/ content_5124174.htm.

5. 国务院办公厅.国民营养计划2017—2030：国办发〔2017〕60号[A/OL]. (2017-06-30)[2022-09-22]. http://www.gov.cn/zhengce/content/2017-07/13/content_5210134.htm.

6. 国务院.中国儿童发展纲要（2021—2030）:国发〔2021〕16号[A/OL]. (2021-09-27)[2022-09-22]. http://www.gov.cn/xinwen/2021-09/27/content_5639545.htm.

7. 国家卫生健康委.健康儿童行动提升计划（2021—2025年）[R/OL]. (2021-10-29)[2022-09-22]. http://www.gov.cn/zhengce/zhengceku/2021-11/05/content_5649019.htm.

8. 国家卫生健康委办公厅,教育部办公厅,市场监管总局办公厅,体育总局办公厅.营养与健康学校建设指南：国卫办食品函〔2021〕316号[A/OL].（2021-06-07）[2022-09-22]. http://www.gov.cn/zhengce/zhengceku/2021-11/05/ content_5649019.htm.

9. 国家卫生健康委办公厅.托育机构婴幼儿喂养与营养指南（试行）[R/OL].（2021-12-28）[2022-09-22]. http://www.nhc.gov.cn/rkjcyjtfzs/s7786/202201/ab07090ff8ea49b9a2904a104380e35c.shtml.

10. 国家卫生健康委.婴幼儿辅食添加营养指南:标准号（WS/T678—2020）[S/OL]. (2020-05-06)[2022-09-22]. http://www.nhc.gov.cn/wjw/yingyang/202005/69faa104fdda4df18e51b5c117830488.shtml.

11. 国家卫生健康委办公厅.婴幼儿喂养健康教育核心信息[R/OL]. (2020-07-29)[2022-09-22]. http://www.nhc.gov.cn/fys/s3585/202007/45dd2db45061455b9c4e3c2496c5ffb7.shtml.

12. 卫生部妇幼保健与社区卫生司, 全国妇幼卫生监测办公室.全国儿童营养与健康监测工作手册（试行稿）[R/OL]. (2011-09-01)[2022-09-22]. http://www.mchscn.cn/Textnews-13/381.html.

13. 中国营养学会.中国居民膳食指南（2016）[M].北京：人民卫生出版社.2016.

14. 国务院办公厅.国务院办公厅关于促进3岁以下婴幼儿照护服务发展的指导意见：国办发〔2019〕15号[A/OL]. (2019-05-09)[2022-09-22]. http://www.gov.cn/gongbao/content/2019/content_5392295.htm.

15. 国家卫生健康委.国家卫生健康委关于印发托育机构设置标准（试行）和托育机构管理规范（试行）的通知:国卫人口发〔2019〕58号[A/OL]. (2020-12-09)[2022-09-22]. http://www.nhc.gov.cn/rkjcyjtfzs/gongwen1/201910/3dee83fb6d1246329fb848430e232203.shtml.

16. 中华人民共和国住房和城乡建设部.托儿所、幼儿园建筑设计规范[R/OL]. (2021-07-01)[2022-09-22]. https://www.mohurd.gov.cn/gongkai/fdzdgknr/tzgg/201605/20160518_227480.html.

图书在版编目（CIP）数据

婴幼儿喂养与营养/倪兰，瞿王梅主编. —上海：复旦大学出版社，2022.12
ISBN 978-7-309-16519-7

I. ①婴… II. ①倪… ②瞿… III. ①婴幼儿-喂养 ②婴幼儿-营养 IV. ①R153.2

中国版本图书馆 CIP 数据核字（2022）第 193790 号

婴幼儿喂养与营养
倪兰 瞿王梅 主编
责任编辑/夏梦莹

复旦大学出版社有限公司出版发行
上海市国权路 579 号 邮编：200433
网址：http://www.fudanpress.com
门市零售：86-21-65102580 图书邮购：86-21-65104505
出版部电话：86-21-65642845
上海盛通时代印刷有限公司

开本 890×1240 1/16 印张 11.5 字数 325 千
2022 年 12 月第 1 版
2022 年 12 月第 1 版第 1 次印刷

ISBN 978-7-309-16519-7/R·1998
定价：55.00 元